Ein Elfenhellfer Selbsthilfebuch

Aus Depression auferstehen

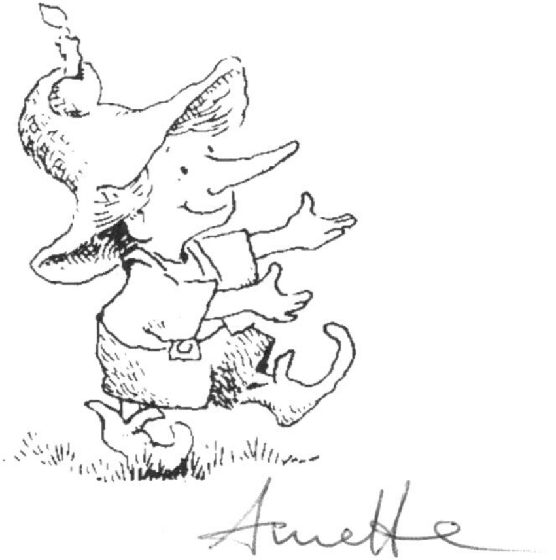

Die meisten Elfenhellfer Selbsthilfebücher wurden auf
chlorfrei gebleichtem
HANF-PAPIER
aus Hanfschäben gedruckt – eine österr. Weltneuheit.
Eine Tonne Hanfpapier erspart das Fällen von zwölf
ausgewachsenen Bäumen: und ein einziger Hektar
Hanf bringt auf Dauer die mindestens 4-fache Menge
Papier wie ein gleich großer Wald.

Aus Depression auferstehen

Elfenhellfer Nr. 30
Titel der Originalausgabe: Elf-help for Overcoming Depression

Übersetzt von Sylvester Lohninger
Gedruckt in Österreich und Deutschland

A - 2770 Gutenstein, Blättertal 9
1. Auflage 2006
ISBN 978 3-85466-032-4

Ein Elfenhellfer Selbsthilfebuch

Aus Depression auferstehen

Verfasst von
Linus Mundy
Illustriert von
R.W. Alley

Edition LebensTraum
im Sequoyah Verlag

Vorwort

Mit einem gelegentlichen „schlechten Tag“ zu leben ist eine Sache, tagtäglich grässlich deprimiert zu sein kann verheerend sein. Es ist beliebt und populär zu sagen: „Nur Du kannst mich glücklich machen“, das ist jedoch nur teilweise wahr. Sind wir ganz und gar niedergeschlagen, dann sind unsere Mitmenschen da, um uns zu hellfen, mehr als wir es je wissen. Darüber hinaus lässt uns unser persönlicher Glaube in aller Tiefe wissen, dass wir um göttliche Hilfe bitten – und diese auch erwarten können.

Das bedeutet nicht, dass wir uns bloß „aufzumuntern“ brauchen, dass wir nur „Kopf hoch“ zu sagen bräuchten und einfach Schluss damit machen könnten. Das Problem zu benennen, also genau herauszufinden, was wir bezüglich unserer Gefühle von Hoffnungslosigkeit tun können, beginnt damit, ein Verstehen zu entwickeln und Informationen zu gewinnen. Was ist normal? Was ist es nicht? Wie hat das alles begonnen? Was sind die zugrundeliegenden Ursachen? Was ist eine „Behandlung“, die wirklich wirksam ist? Was funktioniert nicht?

Der Elfenhellfer „*Aus Depression auferstehen*“ destilliert eine Menge geliehene und schwer gewonnene Weisheit bezüglich all dieser hartnäckigen Fragen. Die achtunddreißig Einsichten, die nun folgen, werden Dir die Versicherung und Ermutigung geben, „dass es Hoffnung gibt....“ und dass Hilfe von einer Menge großartiger Quellen kommen kann.

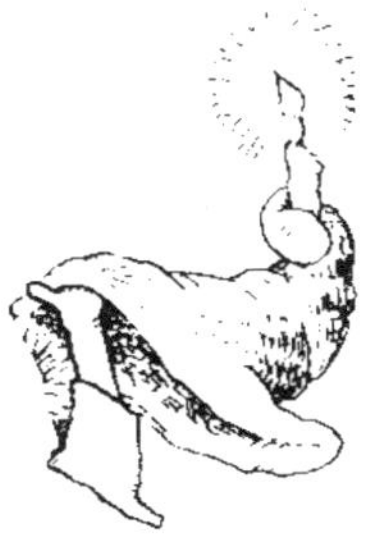

1.

Sich niedergeschlagen zu fühlen ist eine natürliche Reaktion auf die Verletzungen, den Stress, die Veränderungen und Enttäuschungen, die das Leben bringen kann. Der Weg zum Handeln und neuem Wohlbefinden beginnt mit Selbstgewahrsein: Die Depression zu verstehen und einfach zu erkennen, wie es um Dich steht.

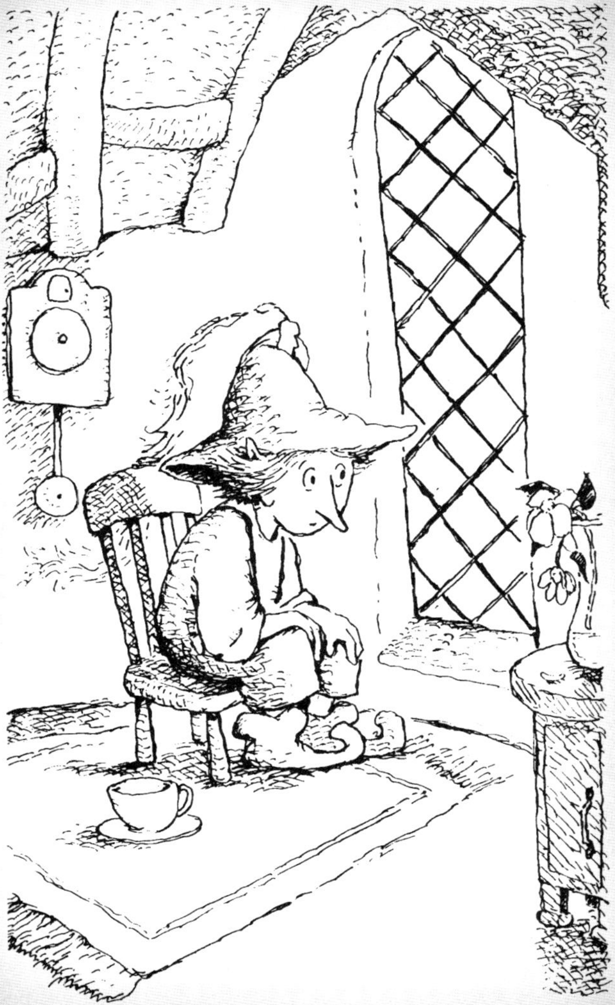

2.

Den meisten von uns wurde - als Kinder - beigebracht, wie es geht, unsere Schuhe zu binden, Fahrrad zu fahren, uns zu schnäuzen oder ein Buch zu lesen. Es wurde uns aber nicht beigebracht, wie wir angemessen mit unseren komplexen Emotionen umgehen können. Es ist nicht zu spät dafür zu lernen, wie Du mit Deinen Emotionen auf gute und verständige Weise umgehen kannst.

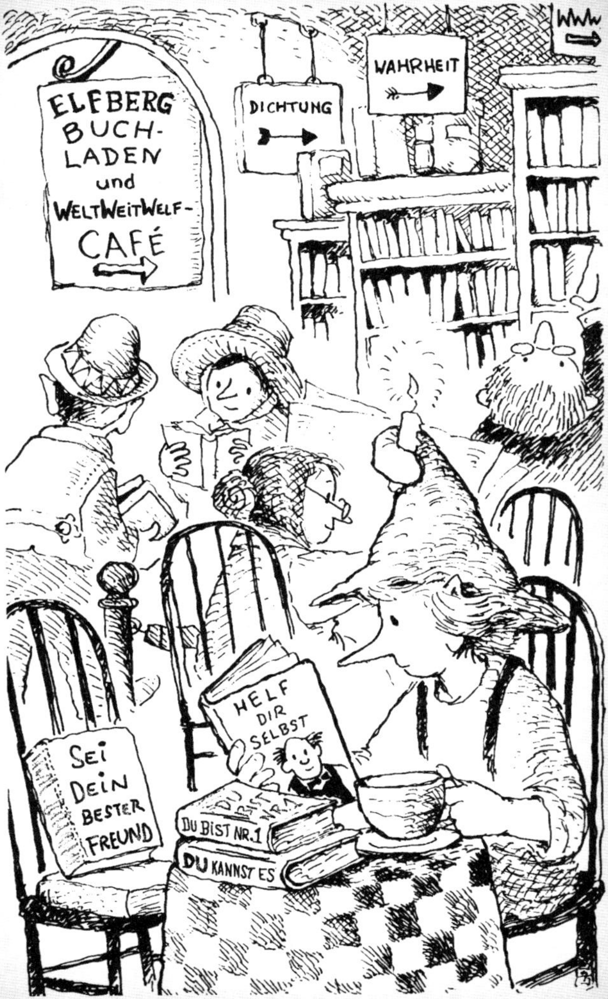
ELFBERG BUCH-LADEN und WELTWEITWELF-CAFÉ
DICHTUNG
WAHRHEIT
WWW
HELF DIR SELBST
SEI DEIN BESTER FREUND
DU BIST NR. 1
DU KANNST ES

3.

Information ist die beste Waffe gegen Depression. Lerne alles, was Du kannst, über die Ursachen, über die Arten und über die Behandlungsmöglichkeiten.

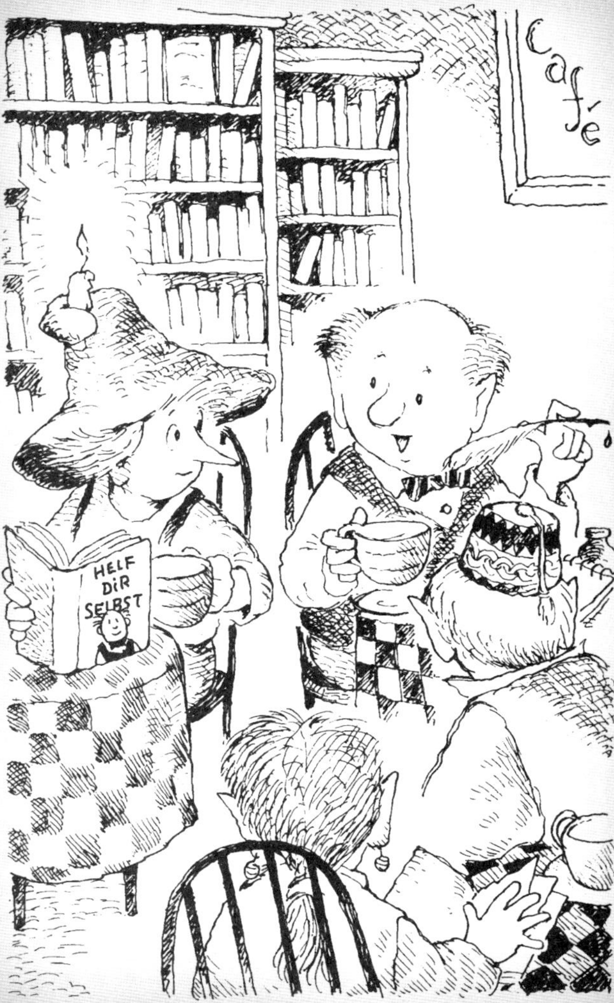
Café
HELF DIR SELBST

4.

Wir lernen uns selber nur gut kennen, nachdem wir auf eine Menge Widrigkeiten gestoßen sind. Statt Dich durch eine Depression bedroht zu fühlen, sieh es als ein Sprungbrett für persönliches Wachstum und Selbst-Verstehen.

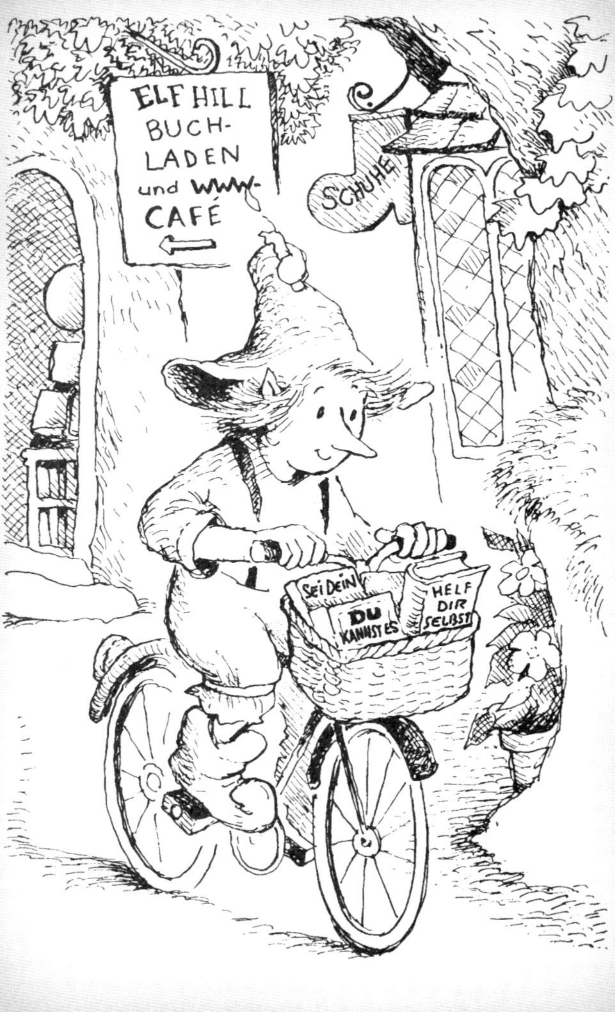
ELF HILL
BUCH-
LADEN
und
CAFÉ
SCHUHE
SEI DEIN
DU
KANNST ES
HELF
DIR
SELBST

5.

Depression ist eine Erkrankung des Körpers, des Gemütes, des Denkens und unseres spirituellen Geistes. Um sie zu behandeln, musst Du Dir zur Gänze in jeder Hinsicht Beachtung schenken. Wo erlebst Du den Schmerz? Frage Dich, wie Du jenem Teil Deines Lebens Heilung bringen kannst.

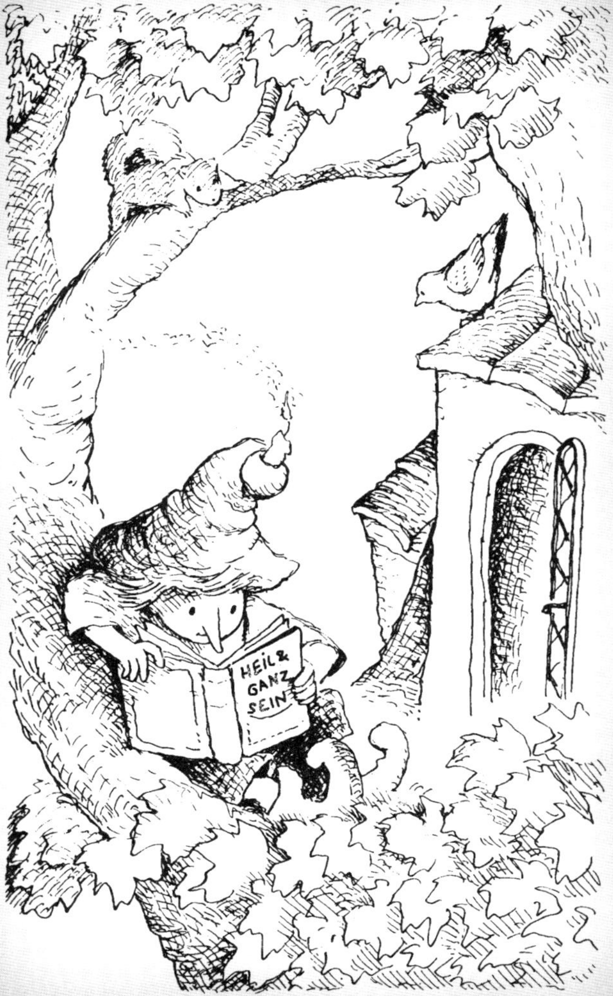
HEIL &
GANZ
SEIN

6.

Weil Depression häufig körperliche Ursachen und Auswirkungen hat, braucht es oft auch medizinische Hilfe, um die Depression wirklich hinter Dir zu lassen und wieder „wohlgemut" zu sein. Wende Dich an Experten, die Dir helfen können, sie zu behandeln und über sie siegreich zu sein.

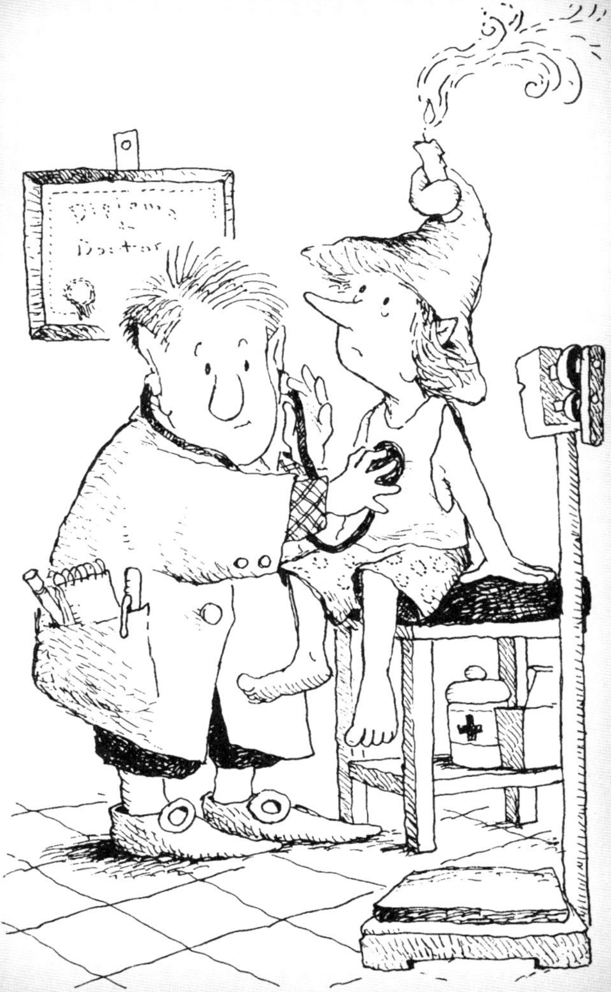
Diploma
Doctor

7.

Experten sagen uns, dass wir gemäß „vorbespielter Tonbänder in unseren Köpfen“ handeln und reagieren - unter Verwendung von Denk- und Verhaltensmustern, die wir in der Kindheit erworben haben. Aber weil diese Muster erlernt wurden, können sie auch wieder ent-lernt werden. Beginne damit, Dir selbst neue, positive, bekräftigende Botschaften zu geben.

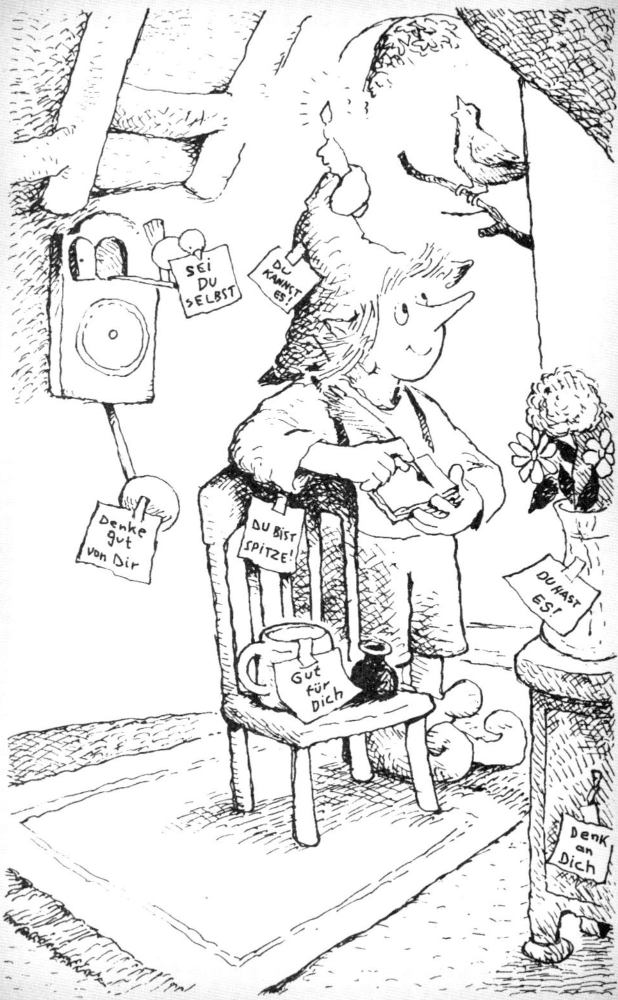
SEI DU SELBST
DU KANNST ES!
Denke gut von Dir
DU BIST SPITZE!
DU HAST ES!
Gut für Dich
Denk an Dich

8.

Der Großteil des Lebens ist weder vollkommen noch schrecklich, weder völlig schwarz noch völlig weiß. Erwarte ständige Veränderung in Deinem Leben und gelegentlich auch Chaos. Erwarte, dass das Leben, auch wenn es zeitweise vielleicht nicht fair erscheinen mag, dennoch ein gutes sein kann.

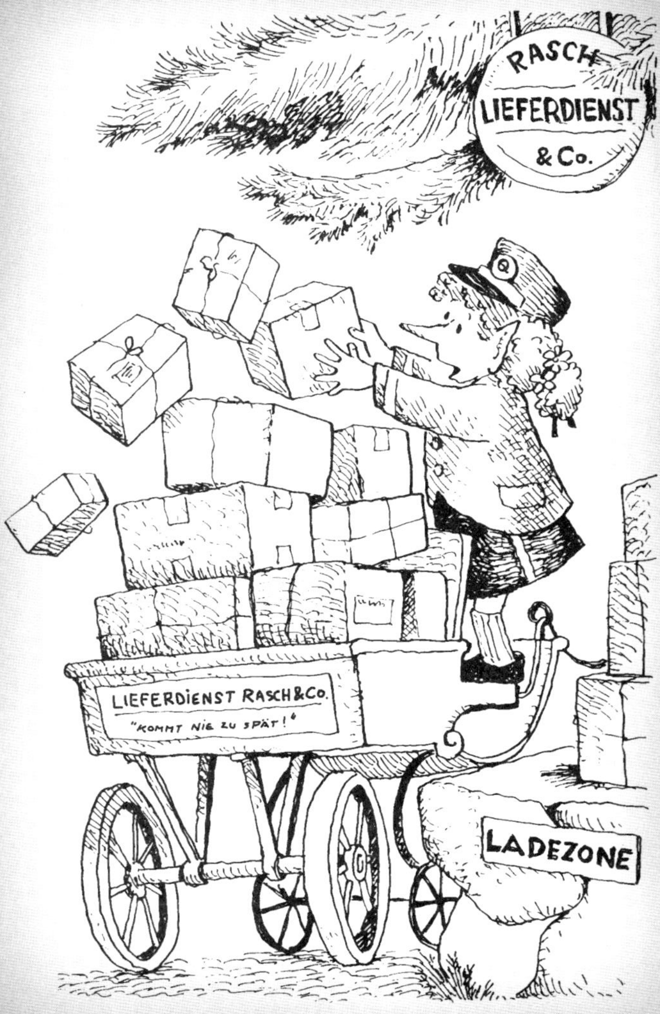
RASCH
LIEFERDIENST
& Co.
LIEFERDIENST RASCH & Co.
"KOMMT NIE ZU SPÄT!"
LADEZONE

9.

Während Du denken magst, das es auf Dich herabregnet, ist es höchst-wahrscheinlich so, dass es einfach regnet. Schaue auf das größere Bild und sei offen dafür, Deine Einstellung anzupassen, falls es nötig ist.

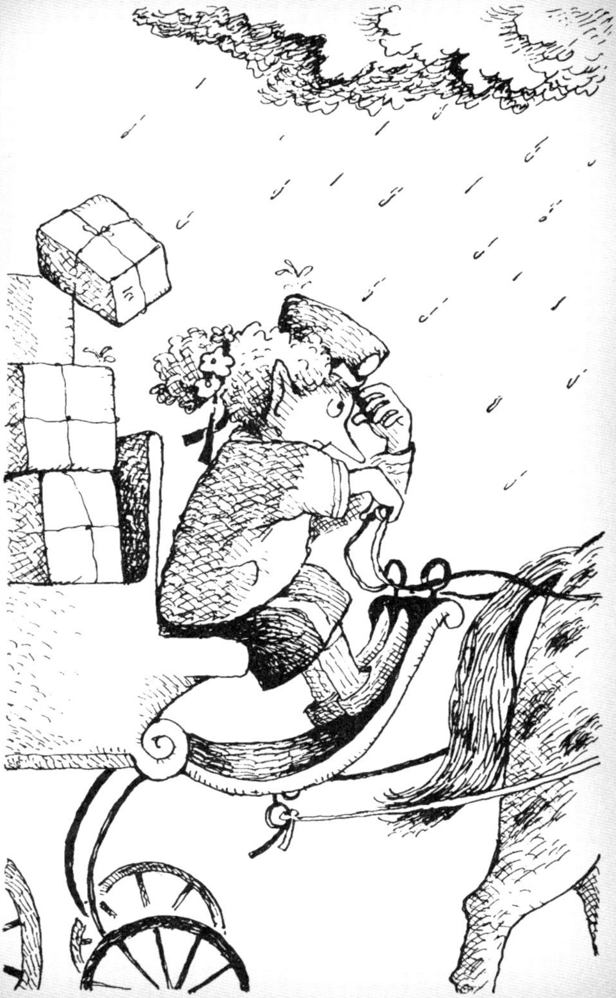

10.

Lass Dein Leben nicht zu voll werden mit vielen „Ich muss“, „ich sollte“, „Ich habe zu tun“. Du hast Wahlmöglichkeiten. Lass Deine Werte und Prioritäten Deinem Alltag Gestalt geben.

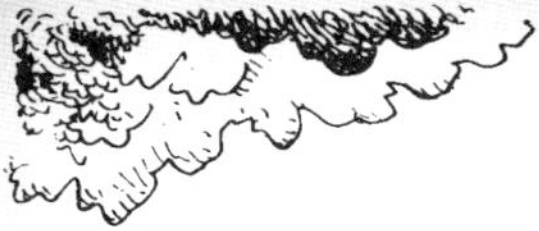

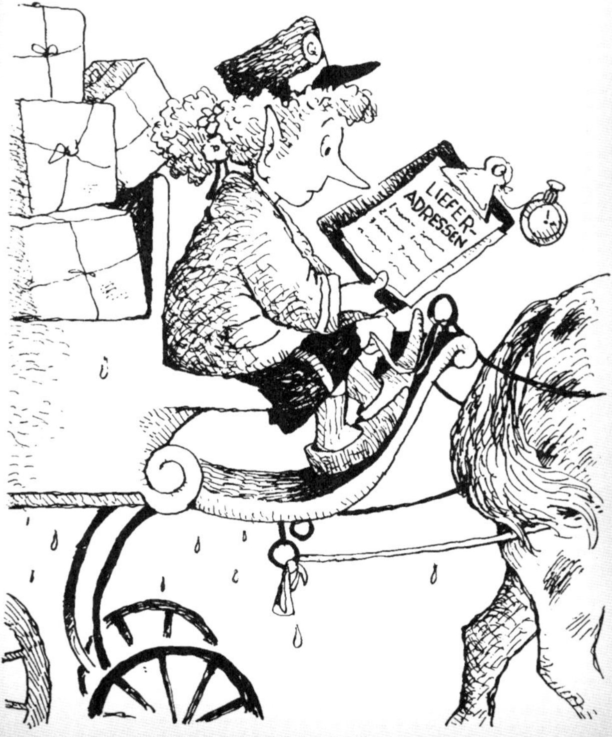
LIEFER-
ADRESSEN

11.

Wenn Du immer größerem Erfolg hinterherjagst, und nur auf Leistung, Kontrolle, Perfektion und Effizienz aus bist, überschätzt Du Großartigkeit - wie auch Deine menschlichen Kapazitäten. Du bist großartig auf Grund dessen, wer Du bist, und nicht auf Grund dessen, was Du in der Lage bist zu tun.

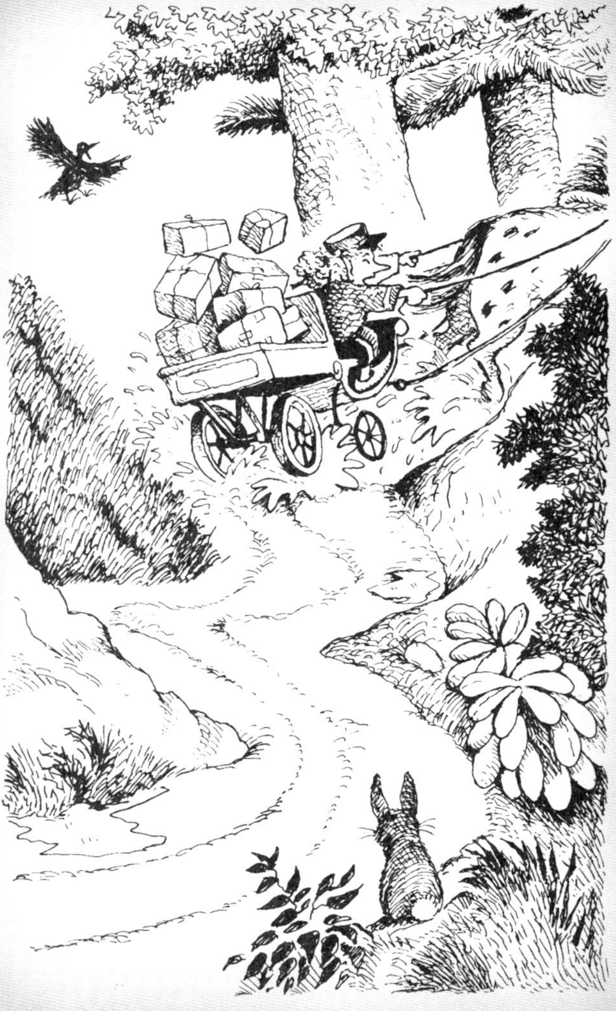

12.

Sich hilflos und gefangen zu fühlen ist einer der Hauptgründe, weshalb Menschen depressiv werden. Sieh zu, dass Du zumindest genauso viel Zeit dafür verwendest, über positive Lösungen nachzudenken, als Du darüber nachdenkst, wie hilflos Du Dich fühlst.

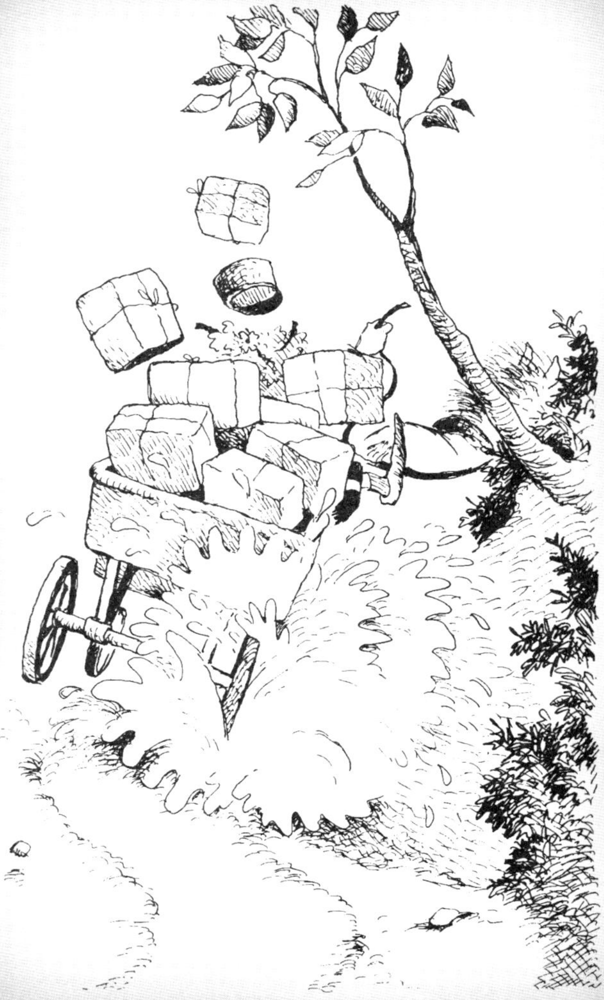

13.

Manchmal kommen wir in die Angewohnheit, alles „ver-furchtbaren“ zu müssen. Es ist in Ordnung, Dich zu fragen: „Was ist das Schlimmste, das passieren könnte?“ Aber sieh zu, dass Du es ausgleichst mit: “Was ist das Beste, das passieren könnte?”

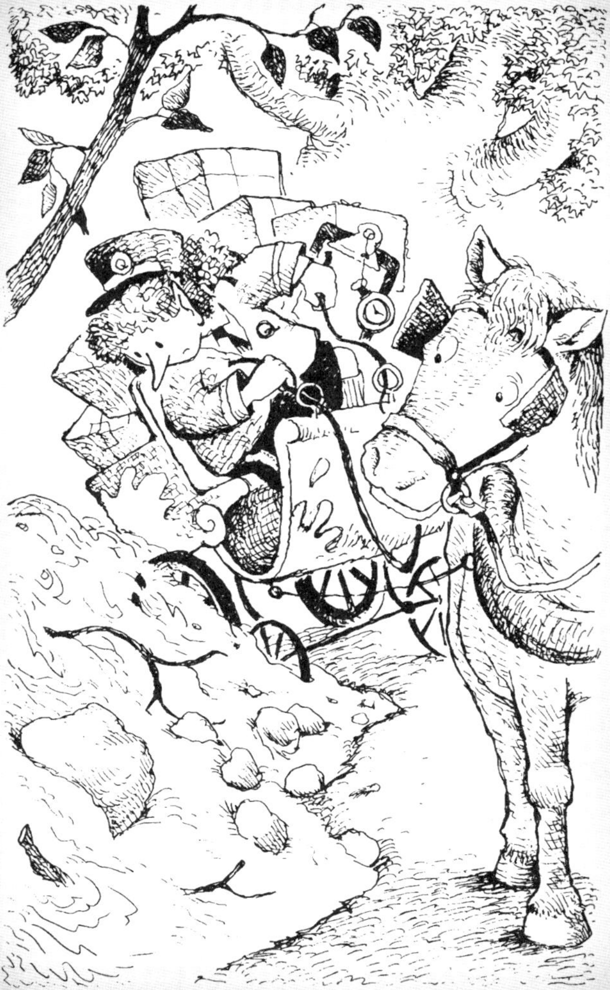

14.

Gefühle von Hoffnungslosigkeit können davon kommen, sich überwältigt zu fühlen, ganz so als wärest Du unter einer Geröll-Lawine begraben. Du kannst all die Trümmer, all den Schutt nicht auf einmal zur Seite räumen. Du solltest Dir jeweils immer nur einen Brocken vornehmen (und das vielleicht unter Mithilfe von jemandem andern).

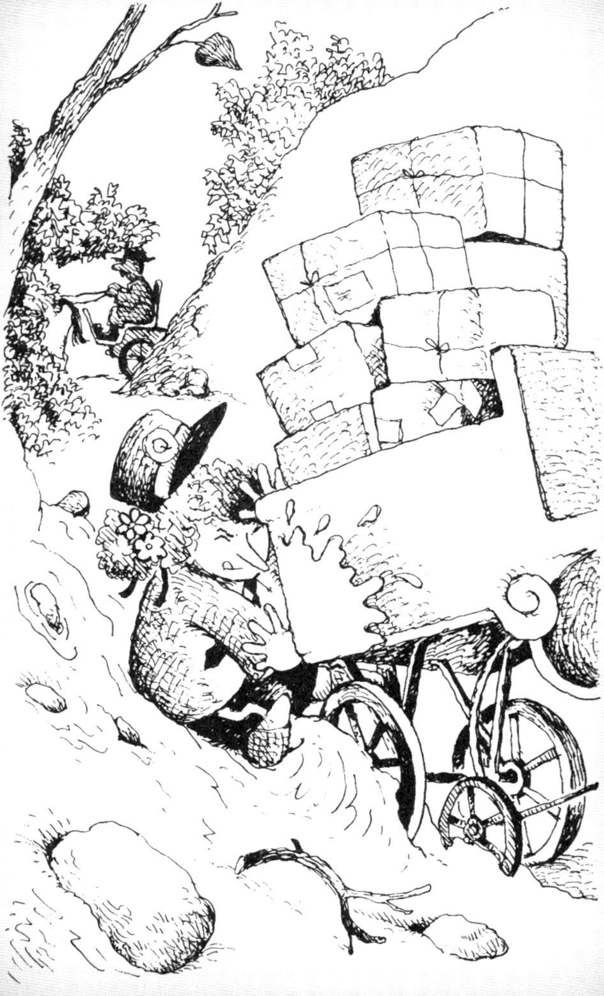

15.

Wenn eine allzu schwere Bürde Deine Räder platt macht, dann denkst Du vielleicht, dass Du keine Wahl hast. Aber in Wirklichkeit gibt es viele Möglichkeiten: Gib einiges an Gewicht ab, gib mehr Luft in Deine Reifen, hole Dir Hilfe, verschiebe Deine Zustellung, gönne Dir eine Pause und sieh die Dinge aus einer neuen Perspektive.

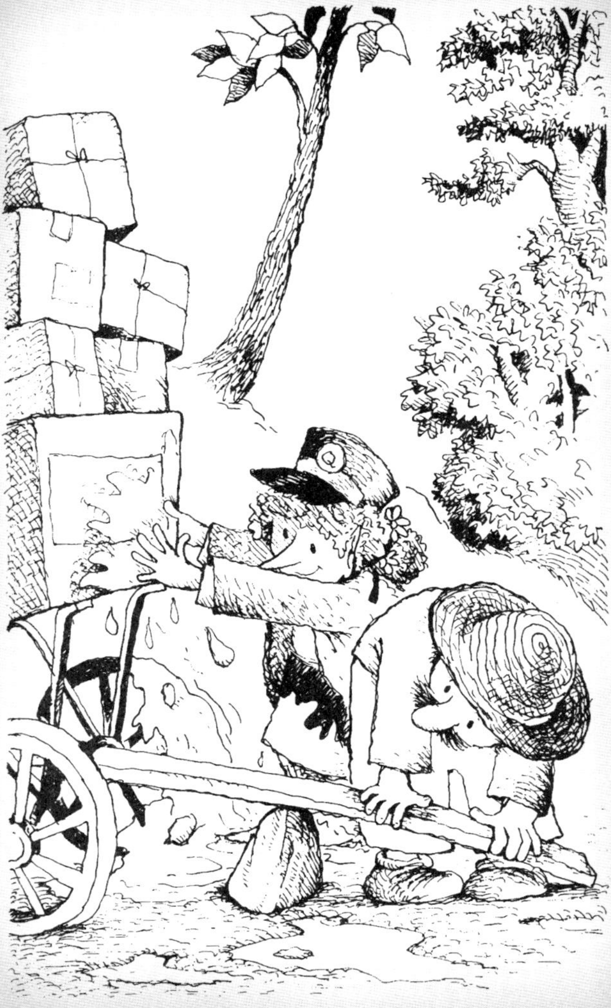

16.

Setze „Spaß haben“ auf Deine „Was-zu-tun-ist-Liste“. Sicherlich, Spaß ist meist etwas Spontanes, aber ein Teil davon muss auch geplant werden.

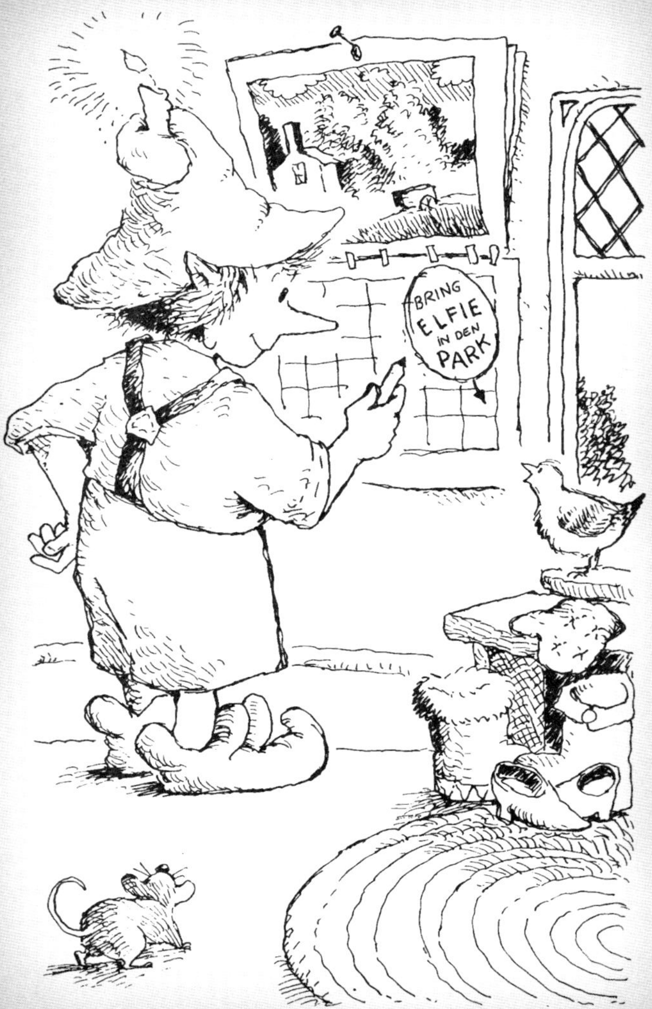
BRING
ELFIE
IN DEN
PARK

17.

Mache Dir geistig ein Bild von Dir als einer glücklichen Person, die von Liebe und Anmut erfüllt ist. Ungeachtet dessen, wer Du bist oder was Du getan oder nicht getan hast, kannst Du daran arbeiten, ruhigen, saften Geistes zu sein, in innerem Frieden lebend.

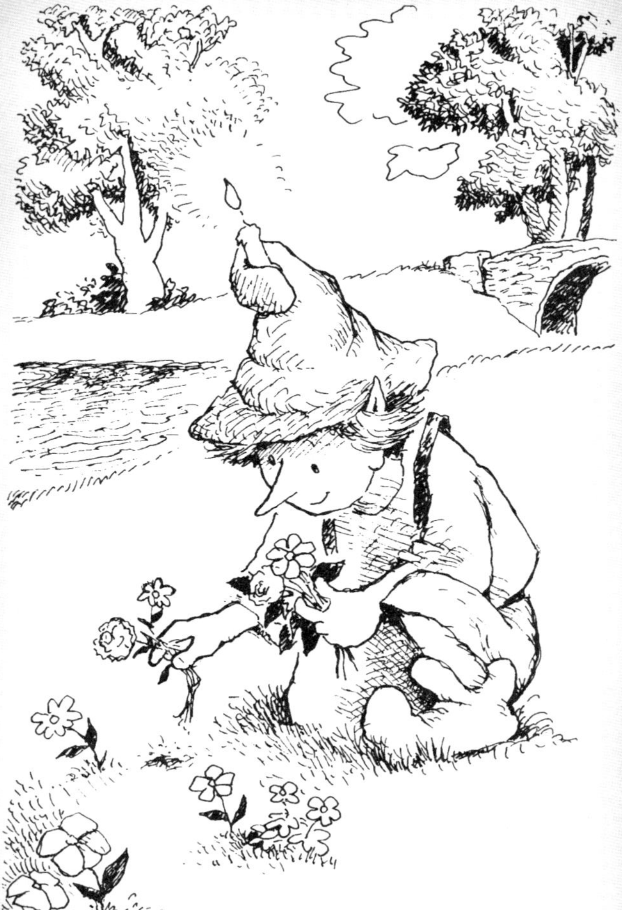

18.

Es ist in Ordnung, Du zu sein. Tatsächlich ist es so, dass die einzige Person, die Du wirklich gut sein kannst, Du selbst bist. Schätze von Herzen das „Du", das Gott erschaffen hat. Glaube an Dich. Erkenne Deinen eigenen Wert. Freude und Frieden erwachsen daraus, sich kompetent, selbstsicher und zuversichtlich zu fühlen.

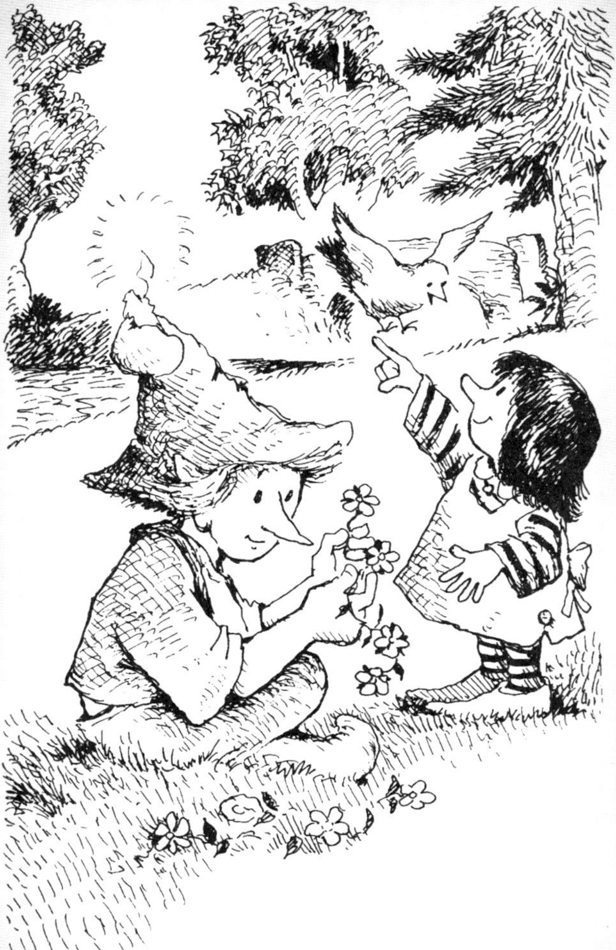

19.

Lausche der Stimme in Deinem tiefsten Innern. Das ist Dein Herz, das spricht. Dein Herz kennt seine Liebe, auf die es vor allem ankommt, und Liebe, die Frieden und Hoffnung bringt.

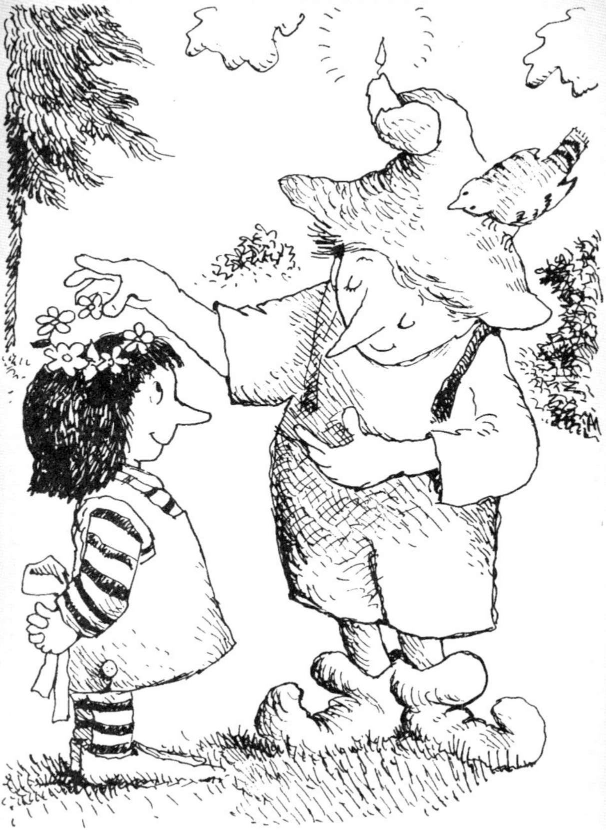

20.

Kinder kennen ein einfaches Geheimnis über Freude: Es sind die kleinen Dinge, die die großen Dinge sind.
Beobachte Kinder, wie sie Dinge tun und wie sie spielen, und halte wie sie Ausschau nach alltäglichen kleinen Möglichkeiten, Spaß zu haben.

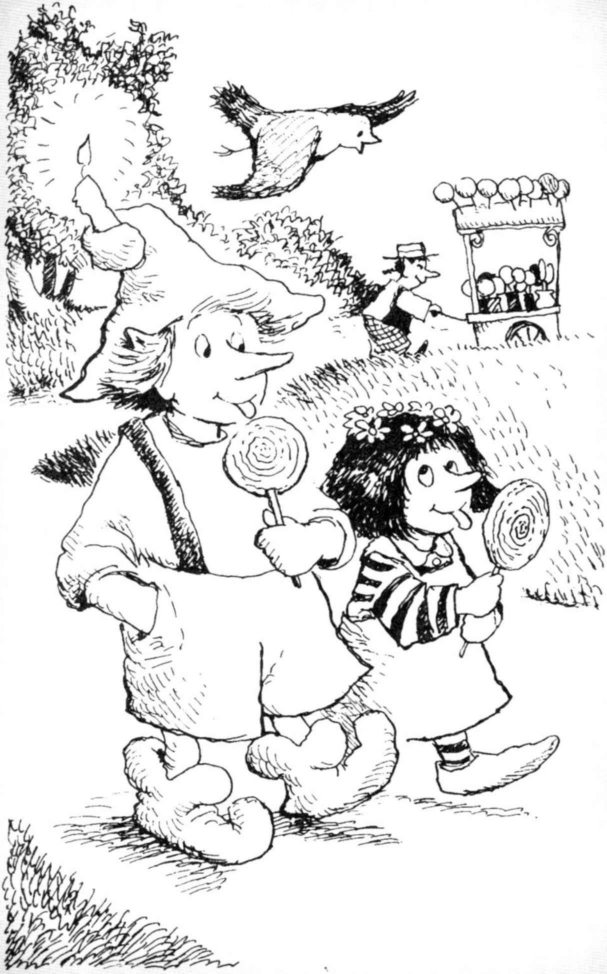

21.

Wenn Du Dich fühlst, als ob Du ein Wunder in Deinem Leben bräuchtest, dann ist es wahrscheinlich auch so. Bitte um eines. Aber erinnere Dich, dass Wunder klein sein können. Manchmal brauchst Du nur jene zu bemerken, die Gott direkt vor Deine Nase gesetzt hat.

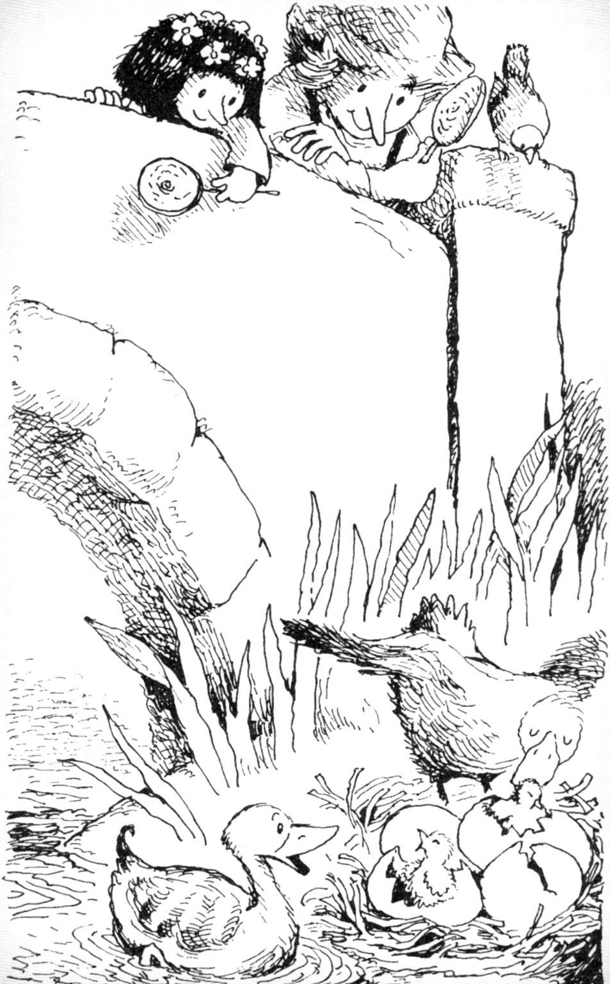

22.

Die Natur hält einen Korb voller „Pflück-mich-doch“ bereit. Rieche, schmecke, berühre seinen Inhalt immer wieder einmal aufs Neue.

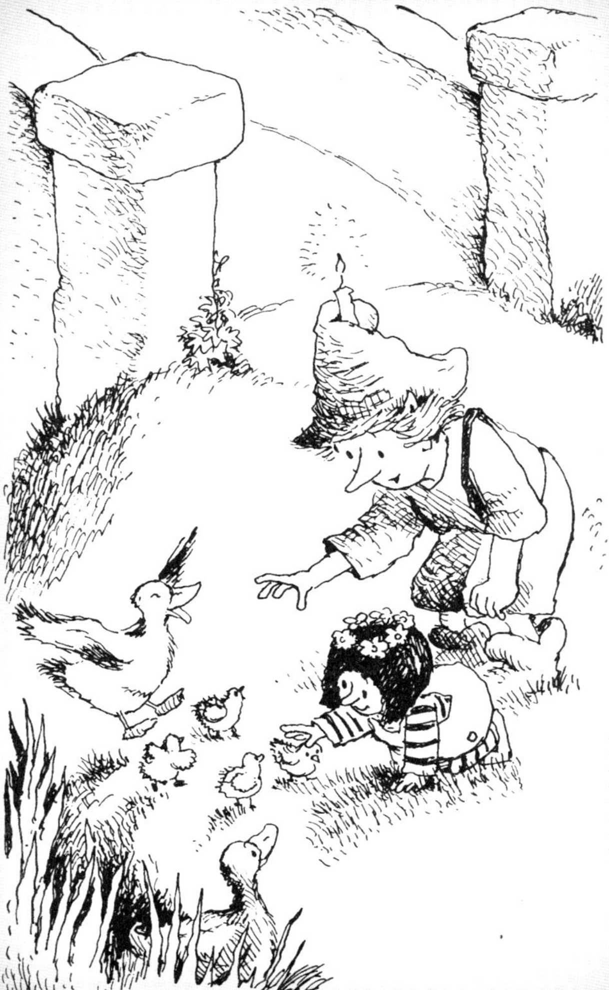

23.

Unterschätze nicht die Macht von Kreativität, um Dich über die Nebelschicht hinauszuheben. Sing ein Lied, backe einen Auflauf, male ein Bild, schreib ein Gedicht, bastle ein Vogelhäuschen.

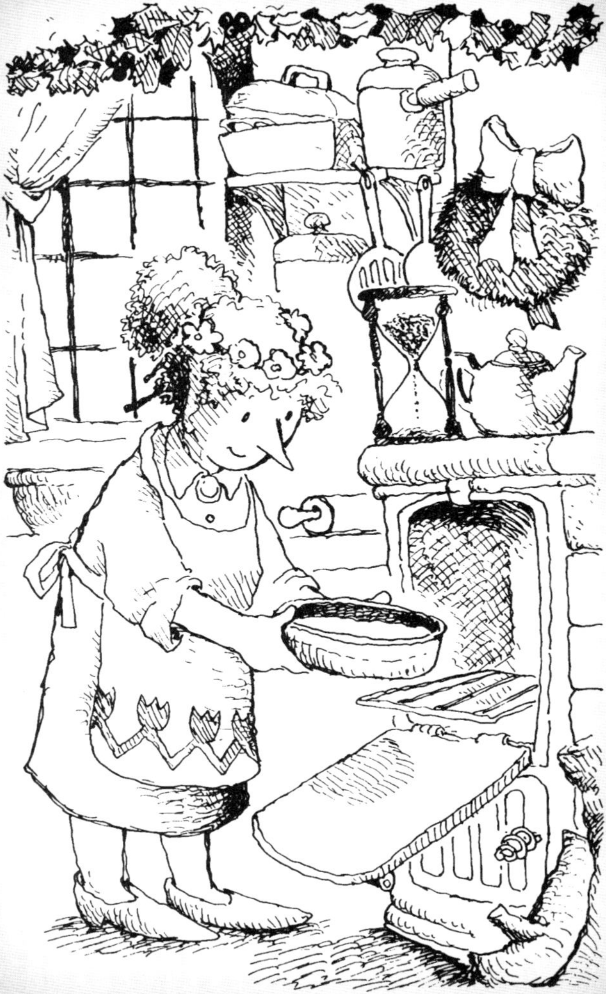

24.

Körperübungen - Bewegung ganz allgemein - können Dir einen neuen Blickwinkel auf die Dinge geben. Allermindestens wirst Du einen Auslass haben, um von aufgestauten Ängsten und Anspannungen freizuwerden..... und Du wirst auch besser schlafen und mehr Erholung finden.

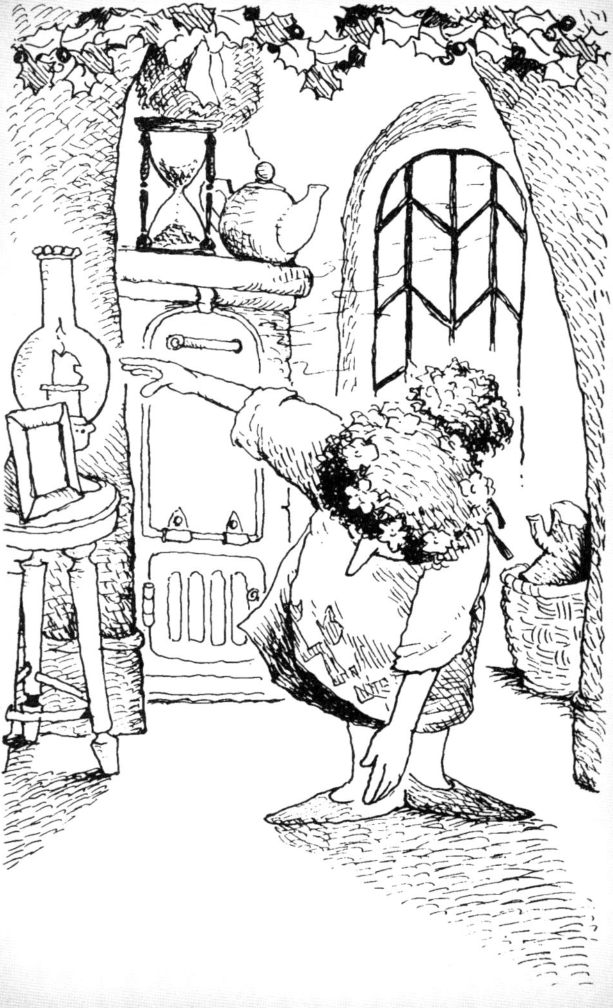

25.

Wenn etwas gut aussieht, gut klingt, sich gut anfühlt, gut schmeckt, gut riecht... dann sprich es aus. Dir das, womit Du gesegnet bist, ausgesprochen bewusst zu machen, ist eine gute Therapie.

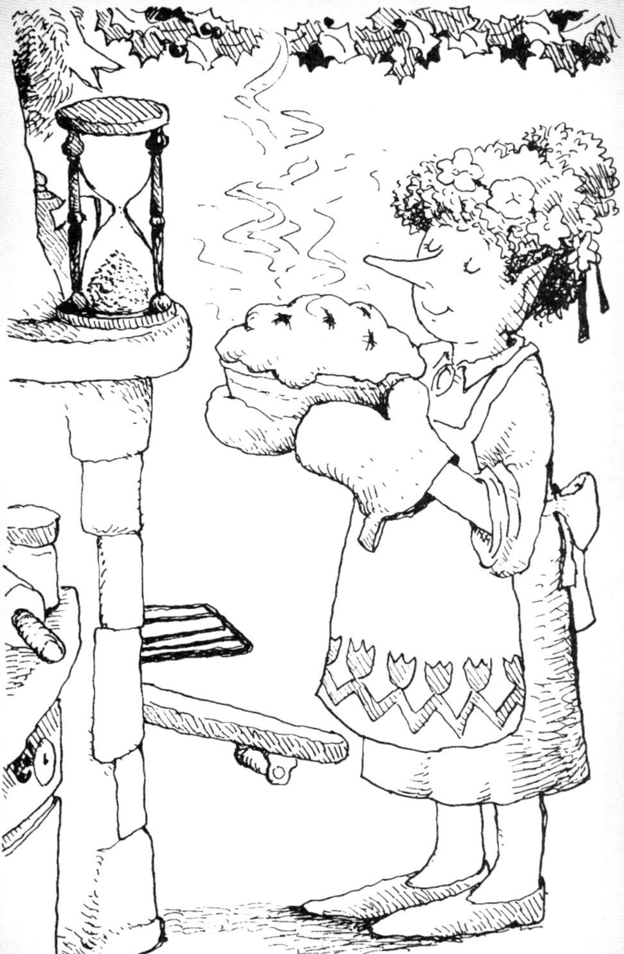

26.

Schau vorwärts in die Zukunft – besonders während der Ferien, wenn Menschen oft so damit beschäftigt sind, die vollkommene Vergangenheit der guten alten Tage wieder einzufangen. Noch besser, finde Befriedigung in dem, der Du bist, in dem, wo Du bist, in dem, was Du gerade tust.

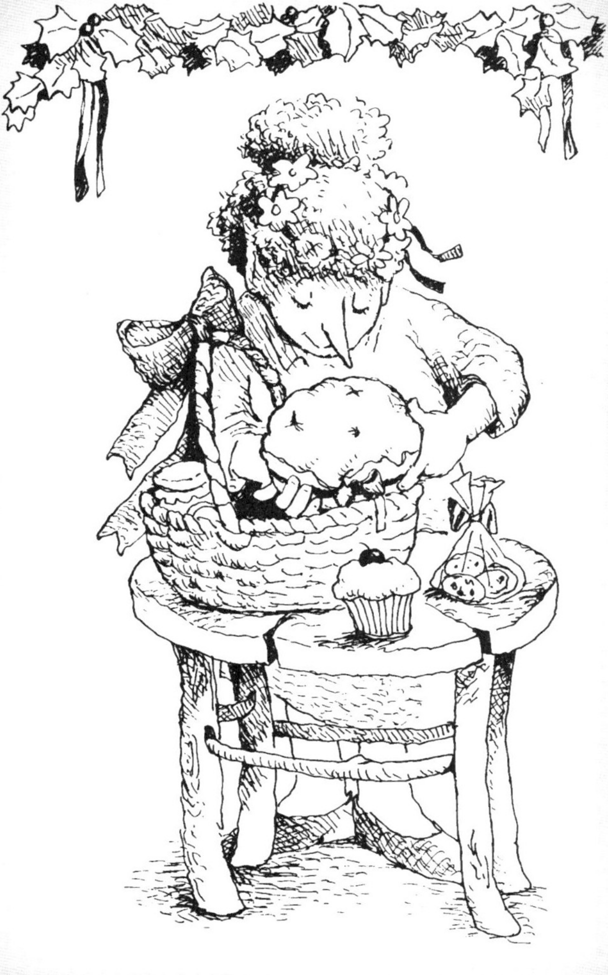

27.

Drehe den Scheinwerfer fort von Dir - indem Du sein Licht auf jemanden oder etwas anderes richtest: Ein Hobby oder Handwerk, einen Garten oder ein Haustier, einen Nachbarn oder einen Verwandten, eine bedürftige Person oder ein Projekt.

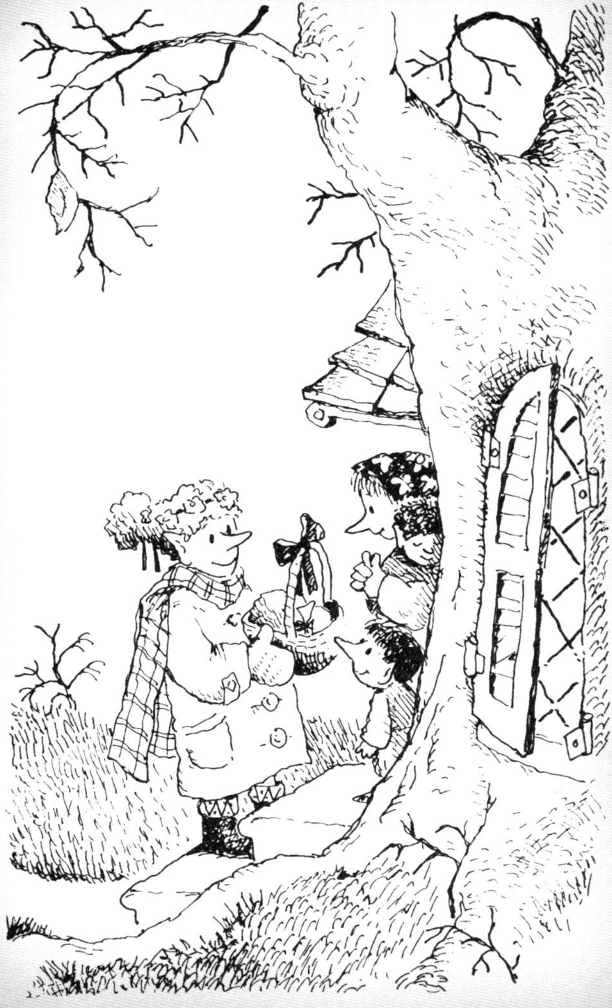

28.

Manchmal kannst Du nicht aus eigener Kraft aus einer Depression herausklettern. Da gibt es Menschen, die Freude daran haben, Dir ein Seil zuzuwerfen, Dir den nötigen Auftrieb zu geben, Dich aufzusammeln und an einen besseren Platz zu bringen. Lass es zu.

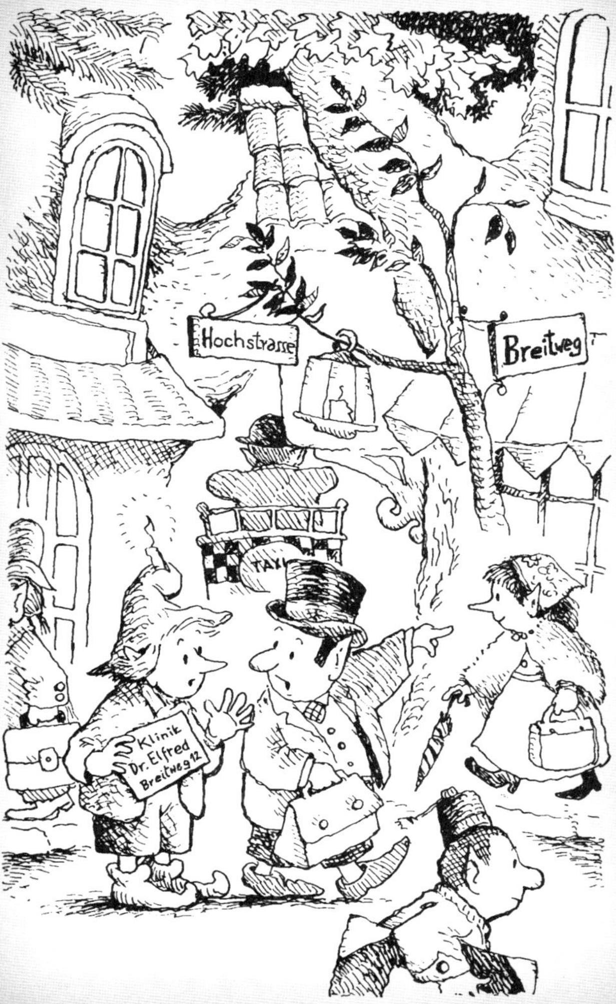
Hochstrasse
Breitweg
Klinik
Dr. Elfred
Breitweg 12

29.

Depression ist in hohem Maß behandelbar. Ärzte und Therapeuten können Dir helfen, die nötigen Einsichten, das Geschick oder auch Medikamente zu erlangen, die Dir hilfreich sein könnten, um die Depression zu überwinden. Wenn Deine Depression schwer oder anhaltend ist, wende Dich an einen Experten und dann arbeitet gemeinsam einen Plan aus, um wieder wohl und heil zu werden.

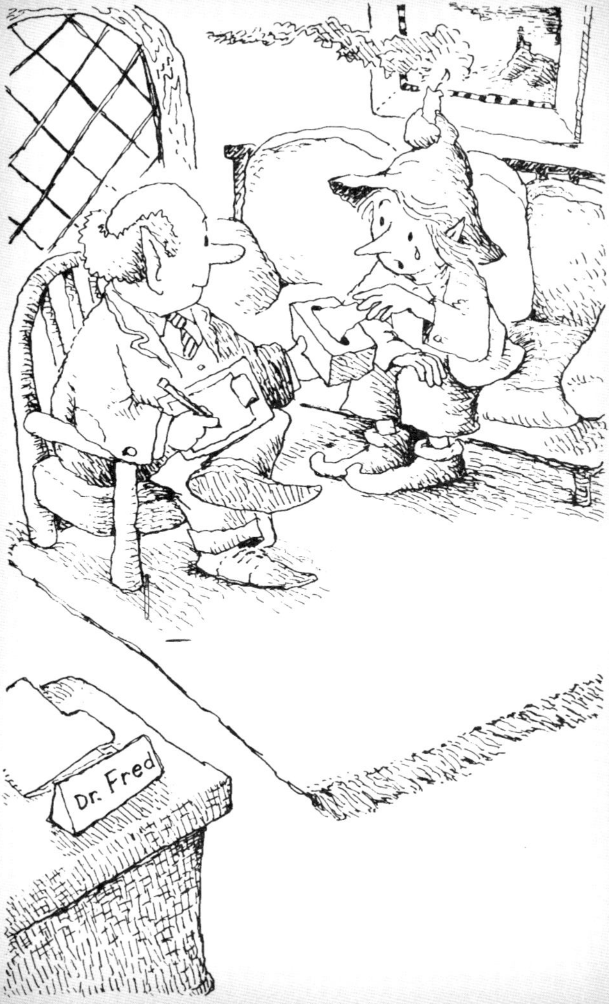
Dr. Fred

30.

Lass es nicht zu, dass Stolz Dich davon abhält, Dich auszustrecken zu Deinem Nachbarn, Deiner religiösen Gemeinde, Deinem Ehepartner, Deinem Lehrer, Deinem Freund, Deinem Arzt, Deinem Gott. Ein großer Teil der Depression besteht darin, sich allein zu fühlen. Nimm die Hilfe und Ermutigung, die andere Dir geben können, an.

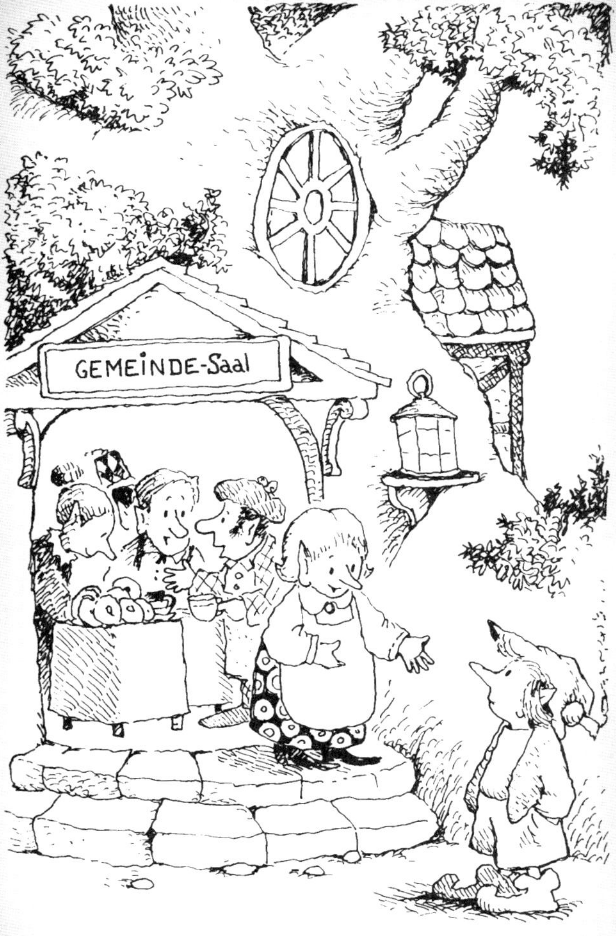
GEMEINDE-Saal

31.

Wenn es Dir zeitweilig nicht möglich ist, um Hilfe zu fragen, dann sei jedenfalls achtsam auf jeden Ausdruck von Wohlwollen und Freundlichkeit: ein Schulterklopfen, ein wissendes Lächeln, ein Grinsen oder ein Blick in einer schwierigen, zähen Zeit. Nimm diese sanften Gesten wahr; sie sind für Dich gedacht und können Dich stützen.

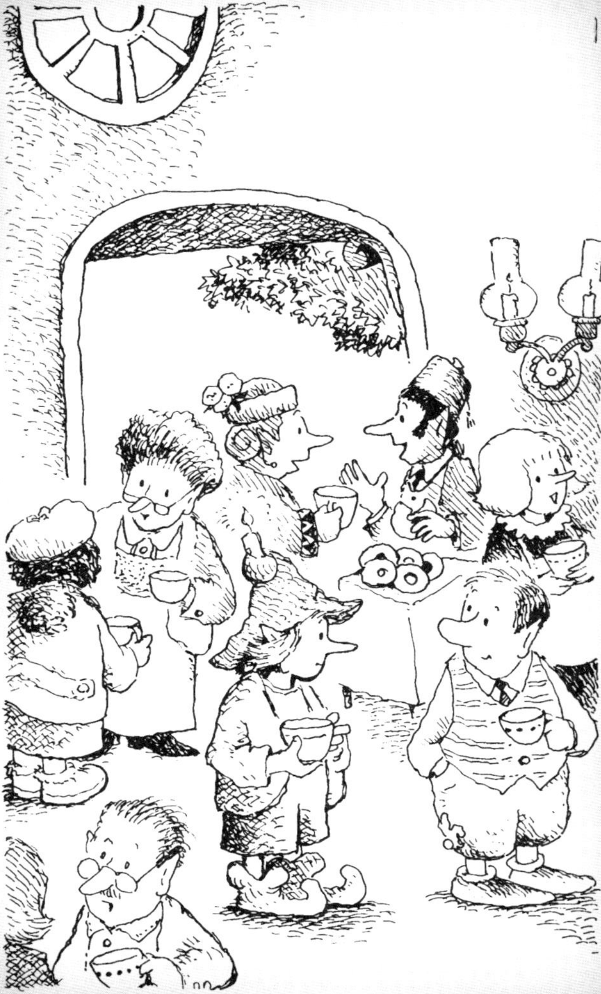

32.

Du hast vielleicht das Gefühl, dass es niemandem möglich ist, zu verstehen, was Du gerade durchmachst. Wahrscheinlich hast Du recht. Aber andere können Dir dennoch helfen. Bitte um das, was Du brauchst. Du wirst überrrascht sein, wie oft Du es bekommst.

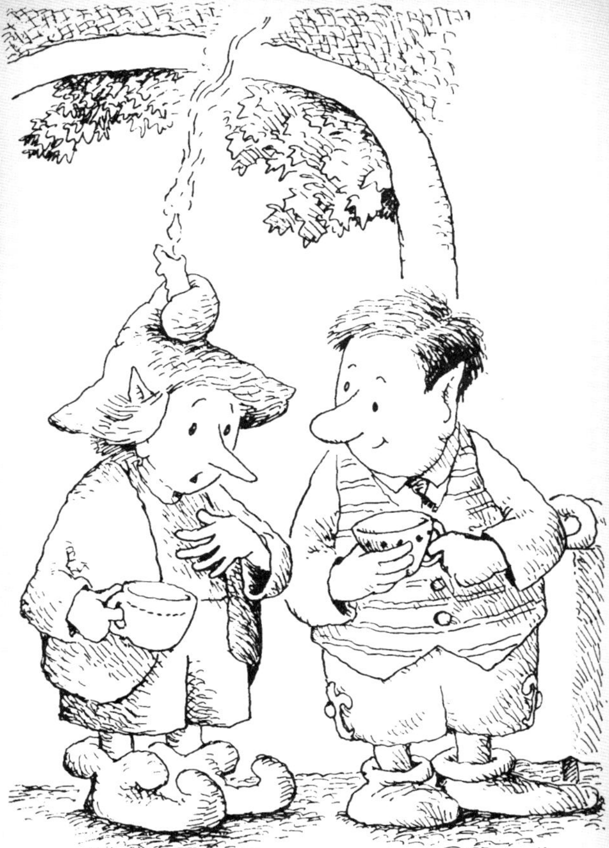

33.

Freundschaft verdoppelt unsere Freude und teilt unseren Kummer. Finde jemanden - oder Jemanden - mit dem Du Deine tiefsten Gefühle und Sorgen teilen kannst.

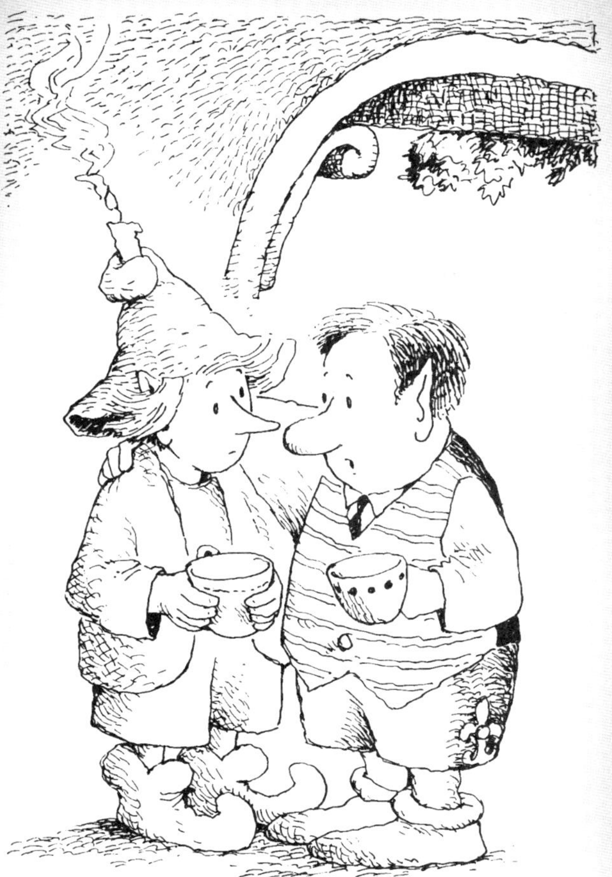

34.

Lausche der Weisheit derer, die selbst Verwundete sind. Ihr Schmerz mag vielleicht nicht länger so intensiv sein wie Deiner, aber die Perspektive, die sie bringen, kann Deine Gefühle von Hoffnungslosigkeit und Verzweiflung vermindern.

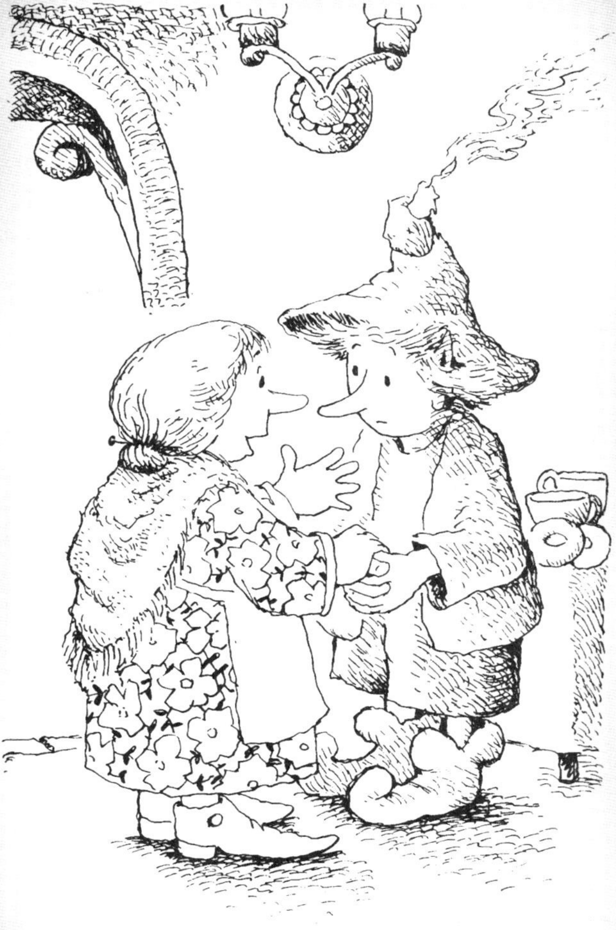

35.

Lass Dich nicht entmutigen, wenn Du Dich nicht sofort besser fühlst. Es mag sein, dass Du Fortschritte machst, auch wenn Du es jetzt noch nicht spürst. Die Hauptsache ist, damit fortzufahren, Schritte in Richtung Heilung zu unternehmen und negatives Denken abzuweisen.

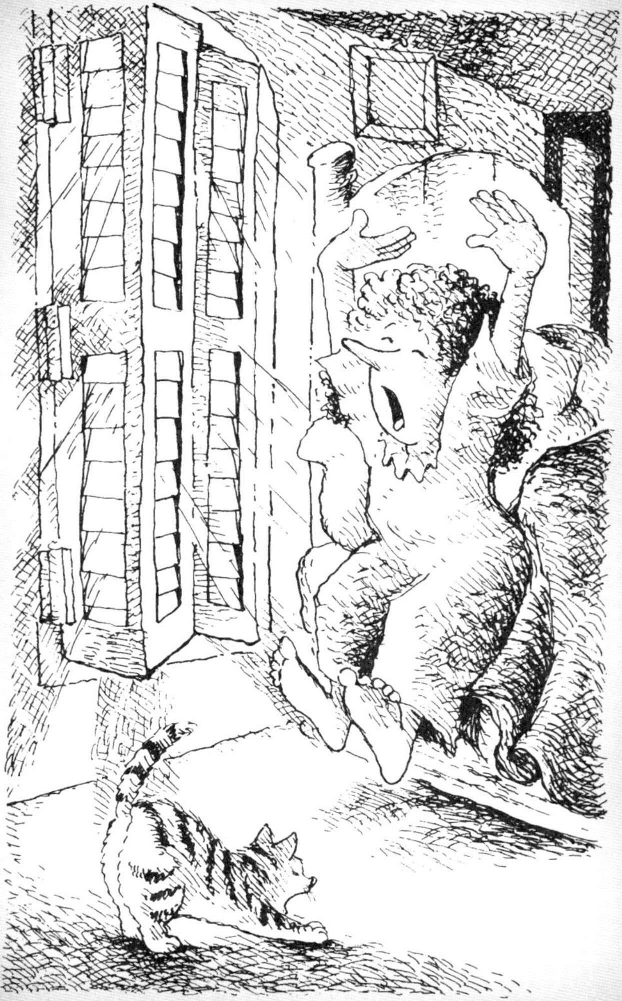

36.

Lass Gott in dein Leben. Zusammen mit Gott kannst Du das Unerträgliche ertragen. Und selbst die besten Dinge des Lebens werden noch besser.

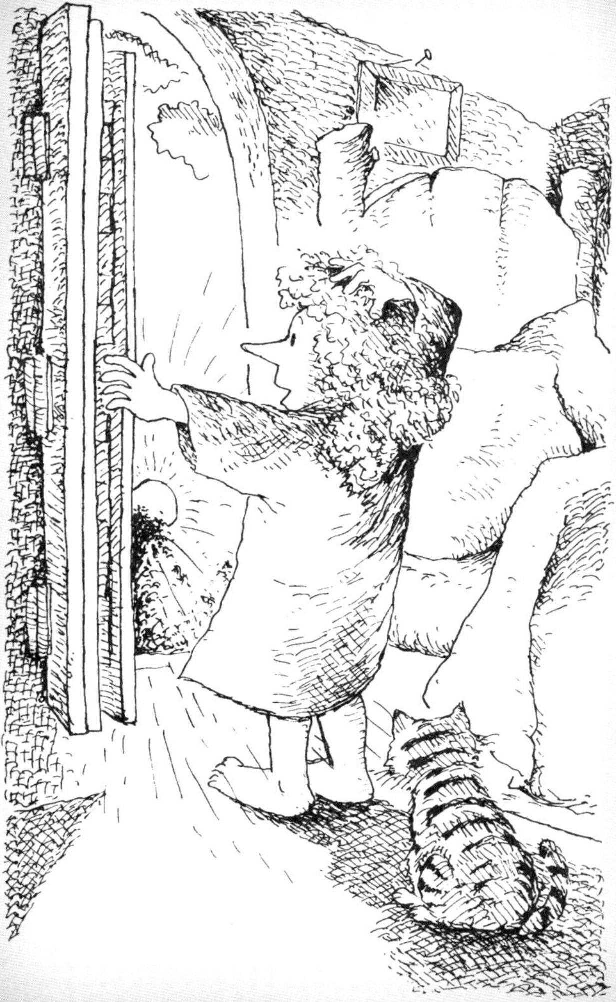

37.

Lass Dir nicht den unsinnigen Mythos aufschwätzen, dass, wäre Dein Glaube nur größer und stärker, Dir dann eine solche Depression erspart bliebe. Gott und Religion funktionieren nicht auf solche Weise. Erinnere Dich, dass Gott Dich liebt, Du aber menschlich bist und in einer unvollkommmenen Welt lebst.

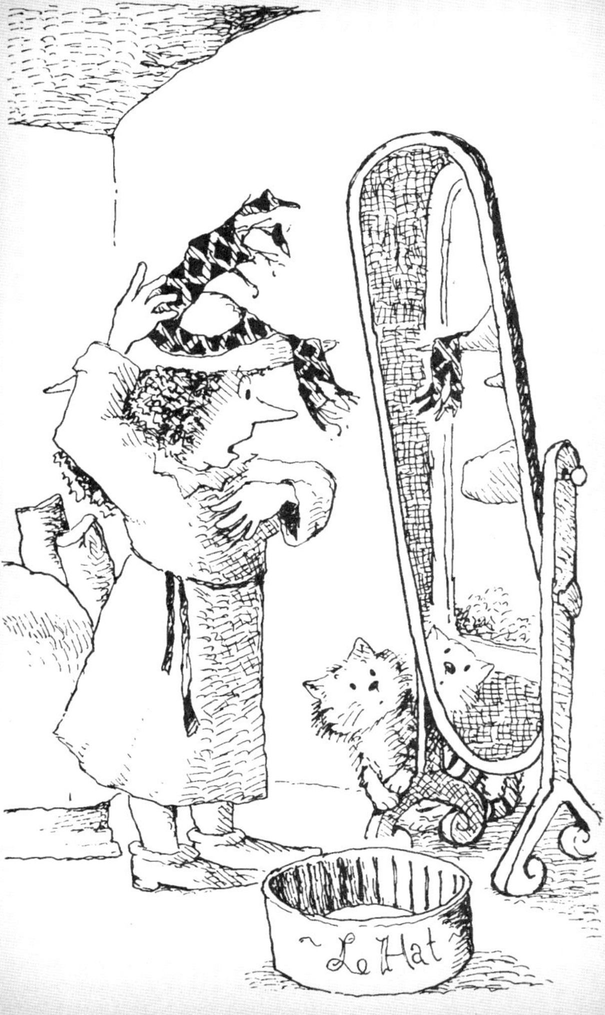
Le Hat

38.

Gott hat uns Frieden und Fülle des Lebens versprochen. Wir können Gott helfen, uns zu hellfen, aus der Depression aufzuerstehen, indem wir zu unserem Motto machen: „Es angehen und damit umgehen, dann wird es gutgehen.“

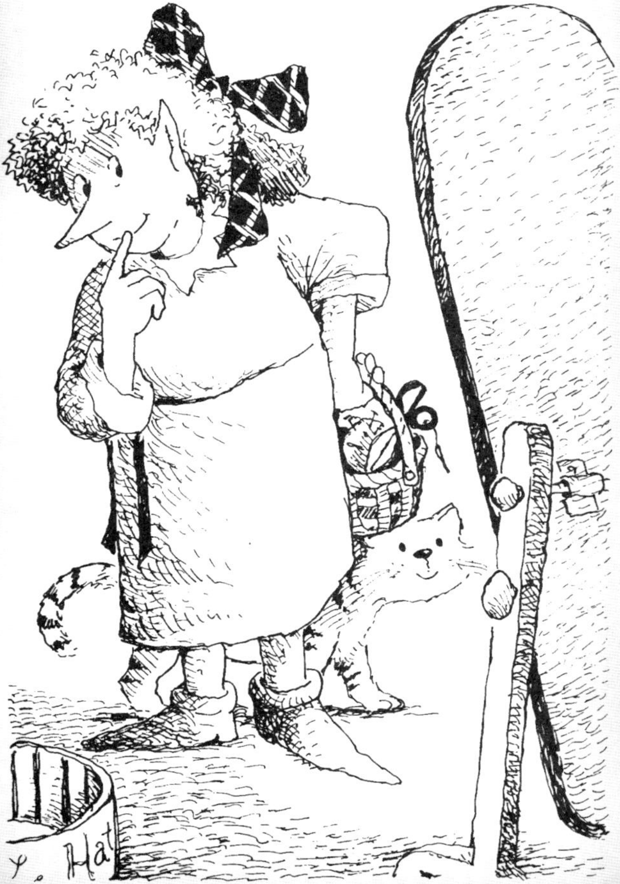

Die Geschichte der Elfenhellfer-"Elfen"

Die einnehmenden „Zwelfen"-Gestalten, welche die „Elfenhellfer"-Publikationen des *Sequoyah-Verlages* bevöl-kern, erschienen erstmals 1987 auf den Seiten eines klei-nen Selbsthilfe-Buches von *One Caring Place*, St.Meinrad, Indiana, das sich „Sei-gut-zu-Dir-Therapie" nannte.

Vom Mitarbeiterstab „geschaut" und entworfen und aus einem auf Deutsch nicht gänzlich wiederholbaren Wortspiel zwischen Elf-Help (Elfen-Hilfe) und Self-Help (Selbst-Hilfe) aufgetaucht, haben die „Zwelfen" in den einfallsreichen Illustrationen von R.W.Alley ihre endgültige Gestalt erlangt und lebten erstmals die sanften Ratschläge der Autorin Cherry Heartman (und weiterer Verfasser) mit Charme, Treffsicherheit und Humor vor. So haben die „Elfenhellfer" begonnen, uns mit erhellenden EinSichten und AusSichten zu „hellfen", das Leben lichter und unmittelbarer zu sehen. Unter der Devise „Heller statt schneller" geben sie uns „LebensMittel" an die Hand und ans Herz, die sich als wahrhaft nahrhaft für das Gedeihen unseres eigentlichen Wesens und als recht wesentlich für unser DaSein erweisen.

Sie bereichern uns mit „Gehfühlen" und „Gehdanken" die unseren seelischen Himmel aufklären können und die mit der warmen Weisheit und dem leuchtenden Ge-Wahrsein unserer Herzen in wohltuende Resonanz treten.

Der Widerhall bei den Lesern war so enthusiastisch, daß bald schon mehr Elfenhellfer-Selbsthilfebücher auf dem Weg waren; eine immer noch wachsende Reihe, die auch eine Anzahl verwandter „Gehschenk-, Gehspür- und Gehdenk"-Artikel inspirierte.

Dem überaus liebenswerten Charakter der ersten Bücher, der mit Vergnügen seine „Zwelfen"-Mütze trägt, die von einer lebhaften, alle Stimmungsänderungen mitmachenden Kerze gekrönt ist, hat sich inzwischen ein beherztes weibliches Elfenwesen mit Blumen im Haar angeschlossen.

Diese zwei überschwenglichen, feinfühligen, findigen, warmherzigen und liebenswerten Geister - zusammen mit ihrer lebhaften „Zwelfen"-Gemeinschaft - berühren und enthüllen uns, was wirklich wichtig ist, indem sie Bot- schaften von Freude und Ver-Wunderung, von spielerischer Munterkeit und von Mitschöpfung, von Ganzheit und heiterer Gelassenheit vermitteln, Botschaften vom Wunder des Lebens und vom Mysterium der Göttlichen Liebe.

Wir kommen dabei „auf manchen dieser Seiten des Lebens" ohne viel Aufhebens, aber spürbar mit dem Allguten, durch das alles, was ist, ist, in Berührung. In personaler oder alles Personale übersteigender Weise können wir erfahren, daß Er-Sie-Es uns alle samt und sonders in sich birgt. Wie es denn - alles abrundend - in dem Elfenhellfer *„Ein einfacheres Leben"* ohne Umschweife heißt: „Wisse, daß Dein wahres Zuhause in der heiligen Gegenwart liegt. So einfach ist es."

Mit verschmitzter Stimmigkeit, vergnüglicher Weisheit und großer Herzenswärme demonstrieren die kleinen Zwelfen-Geschöpfe mit den etwas längeren Nasen den Elfenhellfer-Weg zu einem reichen und erfüllenden Leben.

Elfenhellfer.....und das Leben lächelt Dir zu!

Sei gut zu Dir (ISBN 3-8546 6- 000-6)

Der originale Bestseller, der die populäre Elfenhellfer-Bewegung ursprünglich ausgelöst hat! Für alle jene, die sich an der Wahrheit ihrer eigenen Liebens-Würdigkeit zu erfreuen wünschen. Die Autorin und Sozialarbeiterin Cherry Heartman wirft einen wohlgemuten Blick in die positive Macht echter Selbst-Liebe und gibt 37 weise und bezaubernd illustrierte „Hellfer", wie man mit dem Alltag zurechkommen und dabei ehrlich, ganz und liebevoll leben kann.

Dein inneres Kind Erinnern (001-4)

Machst Du Dir ständig Sorgen über die Vergangenheit oder hast Du Angst vor der Zukunft? Dein inneres Kind zu erInnern und immer nur einen Tag auf einmal zu nehmen hilft Dir, Dich nur auf einen einzigen Tag auszurichten - den heutigen Tag. So erweckst Du Deine Zuversicht als ein begabtes Kind Gottes - glücklich, geliebt und schöpferischer Lenker Deines eigenen Lebens.

Ein einfacheres Leben (002-2)

Das Leben ist eine komplizierte Angelegenheit. Zuviel zu tun, zuwenig Zeit. „Ein einfacheres Leben" bietet einen Weg mitten durch die komplexe komplizierte Verwickeltheit in unserem Leben und lädt uns ein, dieses unser Leben auf seine Essenz zurückzuführen und dabei seine einfacheren Geschenke, Freuden und Vergnügen widerzuentdecken.

Bleib guten Mutes (003-0)

Für alle jene von uns, die sich alltäglichem Ungemach und Rückschlägen gegenübersehen. Dieser Elfenhellfer bietet wundervoll illustrierte Reflexionen, die „hellfen", den Geist aufzurichten und stark zu machen. Sie unterstützen Dich dabei, eine Haltung der Hoffnung wachsen zu lassen und diese zu einer heilsamen Gewohnheit zu machen.

Lasse Dir Zeit (004-9)

Dieser Selbsthilfe-Führer für hastige, hastende Leute enthält 35 konkrete und handfeste Ideen, die Dir hellfen mögen, etwas wiederzugewinnen, was Du bereits besitzt: Zeit, genügend Zeit. Du wirst Deinen eigenen Weg zu einem friedvolleren, entspannteren Gebrauch von Zeit finden, selbst in den allergeschäftigsten Situationen.

Loslassen im Annehmen (005-7)

Für jene, denen es schwerfällt loszulassen, sowie für jene, die damit ringen, sich mit der „Gebrochenheit" des Lebens auszusöhnen, liegt hier ein köstlicher, inspirierender und befreiender Führer zu spiritueller Wegfindung, seelischem Wohlbefinden und heiterer Gelassenheit vor. Eine Reise in Richtung einer lebensbejahenden, heilsamen Sichtweise, die spürbar an das Wesen von Wieder-ganz-werden und echtem Wohlergehen rührt.

Elfenhellfer......Geschenke für ein lichtes Leben!

Sei gut zu Deiner Ehe (ISBN 3-85466-007-3)

Dieser „Elfenhellfer" für verheiratete Paare ist ein warmherziger Führer für jene, die grundlegende Regeln von Liebe und Romantik kennen, aber einer gelegentlichen Ermutigung bedürfen, um das Knistern und die Freude ihres gemeinsamen Lebens wieder anzufachen. Ratschläge, die Hand und Fuß haben und praktisch erprobt wurden von Paaren, die sie als wahr und wirksam erfahren haben.

Sei gut zu Deinem Körper (006-5)

Während wir auf Pfaden persönlichen Wachstums und Wegen der Transformation unterwegs sind, übersehen wir oft eine lebenswichtige Komponente, die uns auf dieser Reise begleitet - unsere Körper. Und wie wir uns in unserem Körper fühlen, hat seinen Einfluß auf unser ganzes Da-Sein. Dieser „Elfenhellfer" ist eine wahre Quelle gesunder, stimmiger Körper-Weisheit, eine ganzheitliche Herangehensweise an Fitness als den äußeren Ausdruck innerer Freude.

Spiele Dich frei (010-3)

Mit fröhlichen Illustrationen und ermutigenden Hinweisen erinnert uns der Autor, daß es „in Ordnung ist zu spielen und glücklich zu sein". Gott spielte uranfänglich mit grenzenlosen Möglichkeiten - einschließlich Dir - und es war gut.

Alles Gute zum WiederGeburtsTag

Hier findest Du eine wunderbare Einladung zu einer sinnvollen Feier dieses besonderen Tages, an dem der Autor des Lebens einen jeden von uns - wieder - in die Geschichte einschrieb. Mit Tiefe und Gefühl, aber jenseits von Klischees und Sentimentalität, erforscht „Alles Gute zum Wieder-Geburtstag" die vielen Dimensionen von Geburtstagen - wie Dingen ins Auge zu blicken, die man bereut, über die Würdigung der Gegenwart bis hin zum offenen Willkommenheißen der Zukunft. Diese unnachahmliche „Elfenhellfer-Mischung" aus Zwelfen-Charme und lebendiger Resonanz macht diesen gehaltvollen „Geburtstagsgruß" zu einem idealen Geschenk. (009-X)

Feiere Dein Frau-Sein (008-1)

Feiere die einzigartige Erfahrung und die vielfältigen Gaben, die darin liegen, eine Frau zu sein. Dieses zauberhaft illustrierte Büchlein schäumt über mit einer bejahenden und ermächtigenden Botschaft für Frauen jeden Alters und in jedweder Lebenssituation.

Vertraue Deiner Trauer (011-1)

Der Tod eines geliebten Menschen hat eine machtvolle und bedeutende Auswirkung auf unser Leben. Dieses Büchlein bestärkt jene, die trauern, daß ihr Schmerz zu einer tiefgreifend verwandelnden Heilung werden kann.

Elfenhellfer.....und das Leben lächelt Dir zu!

Aus ganzer Seele leben (ISBN 3-85466-015-4)

das Leben ist ein unglaubliches Geschenk. Alltagsroutine und alle Arten von Schwierigkeiten können dazu führen, daß wir unser umfassendes Gewahrsein und unsere segensvolle Mitte verlieren. »Aus ganzer Seele leben« ist ein einziger erfrischender Weckruf, leidenschaftlich und absichtsvoll und wach zu leben.

Beflügelt Lehrer sein (013-8)

Lehren kann eine zähe und anstrengende Sache sein; es stellt große Anforderungen und ist sicher mehr eine Berufung als ein Beruf. Die weisen, inspirierenden Worte und eindrücklichen Illustrationen dieses »Elefenhellfers« können den Enthusiasmus eines jeden, der lehrt, wieder erneuern.

Sei gut zu Deiner Familie (014-6)

Es kann heutzutage schon hart sein, eine Familie zu sein. Kultureller und finanzieller Druck, wettstreitende Anforderungen, sich verschiebende Werte machen ein Familienleben zu einer größeren Herausforderung als es das je war. Feiere trotzdem die Freuden und Wunder, den Segen und die Einzigartigkeit Deiner Familie mit »Sei gut zu Deiner Familie«.

Freundschaft entfalten (016-2)

Mit herzerfrischenden Illustrationen und tiefgehenden Gedanken ermöglicht Dir dieser »Elfenhellfer« voller zu verstehen, was es bedeutet, Freund zu sein - mit all seinen Freuden und Herausforderungen. Wahrhaftig und ermutigend ist »Freundschaft entfalten« ein herausragendes Geschenk für Dich selbst wie jemanden, der Dir am Herzen liegt.

Neues Baby - Neues Leben (012-x)

Herzliche Gratulation zu Eurem neuen kleinen Bündel voller Segnungen! Kein Zweifel, Ihr seid überwältigt von Freude - und sehr wahrscheinlich auch von Erschöpfung! Dieses bezaubernd illustrierte Büchlein wird Euch hellfen, aus dieser besonderen Zeit das Beste zu machen - und auch mit dem Schwierigsten dabei zurechtzukommen.

Dem Stress heilsam begegnen (017-0)

Mit kurzen, gesunden Ratschlägen und Zeichnungen, die das Herz leicht machen, schenkt dieses kleine einzigartige Buch praktische, effektive und einsichtsvolle Anleitung, wie wir Stress erkennen und lebensförderlich handhaben können; wie wir in Kontakt bleiben können mit unseren wahren inneren Werten und dabei eine seelische Heiterkeit erlangen, die uns noch in Zeiten ärgsten Stresses dienlich ist.

Elfenhellfer.......Geschenke für ein lichtes Leben!

Erfüllende Arbeit (ISBN 3-85466-019-7)

Hier geht es um die Bedeutung und den Wert der Arbeit im weitestmöglichen und lebensfördernden Kontext. Praktische Weisheit in reicher Fülle für alle Gebiete von Mit-Schöpfung und Zusammenarbeit bis zu gesundem Umgang mit Stress. Diese „Arbeitstherapie" kann gute Arbeit für Dich leisten!

Elfenhellfer für voll beschäftigte Mütter (018- 9)

Aus diesem wunderbaren Handbuch und Geschenkbuch für alle Mütter: „Widerstehe dem Drang, Dich mit anderen Müttern zu vergleichen. Gott ließ Dir diese Familie zuteil werden (und schenkte Dich ihnen) aus einem besonderen Grund. Du hast alles, was Du brauchst, um eine liebende, sorgende Mutter zu sein." 38 einsichtsvolle „Hinweise, wie es sich gut Mutter sein läßt!"

Sich im Garten wieder finden (020-0)

Ein Elfenhellfer so frisch wie der Frühling, der die viele Weisen betrachtet, wie Gärtnern Licht und Leben in unsere persönlichen Welten bringt. Im Sinne des chinesischen Sprichwortes „Ein Buch ist wie ein Garten, den man in der Tasche trägt", ist es ein sanfter „Einsteck"-Therapeut für die Hosentasche. „Gärten lehren, Gärten erquicken, Gärten lassen uns wachsen. Kümmere Dich um Deinen Garten, und die ganze Welt verwandelt sich.......und strahlt!"

Wieder gesund werden (021-9)

Kann Dein Führer sein, um Krankheit mit Deinem ganzen Sein gegenüberzutreten. Seine besänftigenden Worte und „ein-leuchtenden" Illustrationen werden Dich während des ganzen Verlaufs Deiner Genesung ermutigen und inspirieren, durch Unsicherheit und Angst, Verlust und Wandel hindurch.
Eine Hilfe für Dich, in Heiterkeit und Frieden anzukommen - und einem alle medizinischen Vokabel transzendierenden Wohlbefinden.

Dankbar sein (022-7)

Zu bestimmten Zeiten - beim Zusammenkommen mit seinen liebsten Menschen , beim glatten Segeln in Arbeit und Beziehungen, bei Ehrfurcht erweckenden Erlebnissen in der Natur - entsteht Dankbarkeit ganz leicht. In Zeiten von Schmerzen und Krankheit aber ist es beinahe undenkbar. In diesem kleinen Band wirst Du entdecken, wie und warum dankbar sein so gut , so passend und so wohltuend ist - und zwar immer.

Den Frieden leben (023-5)

Wir sehnen uns nach Frieden in vielen Formen: Nach innerem Frieden, Frieden in Beziehungen, Frieden in unserer Nachbarschaft........ Dieser Elfenhellfer legt uns nahe, daß aller Frieden in unserem Herzen beginnen muß. Und er teilt mit uns die Weisheit, wie man den Frieden im Innern nähren und gegenüber der Welt einen friedvollen Standpunkt einnehmen kann.

Elfenhellfer........beleben....bestärken....beflügeln!

Erlaube Dir zu vergeben (024-3)

Geh darüber hinaus, ein Opfer der Handlungen anderer zu sein und entdecke die Freiheit, die Dein Eigen ist, indem Du Dich für heilsame Vergebung entscheidest. Die 35 befreienden Lektionen dieser "Vergebungs-Therapie" können Dir hellfen, wieder dort zu sein, wo Du - aufs Neue - Dein Leben selbst in der Hand hast, indem Du, statt in Verbitterung zu gehen, die heilende Wahl des Wohlbefindens triffst.

Nimm Dein Leben in die Hand (025-1)

Hast Du manchmal das Gefühl, daß Dein Leben außer Kontrolle kippt? Scheinen andere Leute und Umstände Dein Leben zu bestimmen? Frägst Du Dich nach dem besonderen Sinn und Zweck Deines Lebens? Wenn ja, dann kann Dir dieses "Handbuch" hellfen, Dein Leben wieder auf Kurs zu bringen. Eine einzigartige, vergnügliche und ansteckende Anleitung, das Leben zu lieben und zu leben.

Stille Deine Sorgen (26-X))

Bist Du oft beunruhigt und besorgt, ganz voller Sorgen und Befürchtungen? Keine Sorge! Dieser kleine "Hellfer" kann Dir genau jene Entlastung und Erleichterung bringen, die Du brauchst. Er bietet praktische Hinweise, wie Du Dein Leben "sorgenfest" und "sorgendicht" machen kannst, und weist den Weg zu einem spirituellen "Sich-Ergeben", das zu wahrer Gelassenheit führt.

Sei liebevoll zu Dir

(027-8)

Wir haben zahllose "Du sollst" in unseren Köpfen, aber den meisten von uns fehlt es an genügend sanften nährenden Botschaften für sich selbst. Zu oft kümmern wir uns um andere Menschen, weil wir hoffen, dass sie sich ihrerseits um uns kümmern werden. Aber das funktioniert selten in dieser Weise. Wir müssen selbst für uns Sorge tragen und unseren Gefühlen Beachtung schenken. Wir müssen lernen darauf zu achten, uns selbst mit Liebe und Güte zu behandeln.

Sei sanft mit Deiner Wut

(028-6)

Wut kann eine schmerzhafte und machtvolle Emotion sein, die mit sich bringt, dass man sich hilflos und überwältigt fühlt. Hier gibt es in klarer und unwiderstehlicher Sprache einen Wegweiser zum effektiven Umgang mit Wut. "Sei sanft mit Deiner Wut" zeigt, wie Du Deine Wut loslassen, abschließen und auflösen kannst. Du erzeugst eine positiveVerwandlung ihrer Energie und lernst dabei viel über Dich selbst.

Elfenhellfer für Teenager-Eltern

(029-4)

Irgendwann um die Zeit, wenn Dein Kind dreizehn wird, bemerkst Du, daß die Person, die Du von klein auf aufgezogen hast, plötzlich ein Fremder ist - ein TEEN-Ager.
Dies ist ein Mini-Handbuch, das Dir Geschick und Strategien vermittelt, wie Du durch diese schwierige Passage navigieren und sie - mit Genuß und Freude - überleben kannst.

Sich selbst wertschätzen (030-8)

Selbstwert ist mehr als ein Gefühl der Selbstsicherheit und reicht ins Herz der eigenen Identität. Sie bekräftigt, dass Du - gerade so wie Du bist - angenommen und liebenswert bist. Ohne entsprechende Selbstwertschätzung empfindet man ein schmerzhaftes Gefühl des Nicht-in-Ordnung-seins und innerer Leerheit. Dieser Elfenhellfer-Band zeigt auf, wie die Macht, dein verwundetes Selbstwertgefühl zu heilen, in Dir selbst ruht.

Älter werden, weiser werden (031-6)

Wir werden alle älter. Wir können diese Situation als mit Gefahren und Verfall befrachtet sehen, oder voller Versprechen und Möglicheiten. In diesem Büchlein hellfen die Zwelfen, die Bedeutung und die Mission der älteren Jahre zu entdecken - Lektionen von Stärke, von Langlebigkeit und reichen Früchten. Nicht vergessen: Man ist nur einmal alt!

Aus Depression auferstehn (032-4)

Wir haben als Kinder gelernt , unsere Schuhe zu binden und Rad zu fahren, aber die Kniffichkeiten und Komplikationen im Umgang mit Emotionen wurden uns nicht gelehrt - insbesondere bei Hoffnungslosigkeit und Traurigkeit. Dieser Elfenhellfer unterstützt Dich, mit einem Blick ins eigene Herz und in die eigene Seele - wie auch bei anderen - Hilfe zu finden.

Die Musik in Deinem Leben (033-2)

"Wenn Musik Nahrung für die Liebe ist, spiele weiter" schrieb William Shakespeare. Und Musik mit Nahrung und Liebe zu verbinden ist ein weiteres Beispiel für das Genie des Barden. Musik hat schließlich - wie Nahrung - das Vermögen, unseren Hunger zu stillen wie unserer Freude und Sehnsucht sowie Bedauern und Trauern und schierem Vergnügen Ausdruck zu verleihen. Und wie die Liebe kann Musik unsere Herzen berühren und uns Menschen und Orte und Ereignisse bewusst werden lassen, die sich unserem Leben mit süßen wie traurigen Melodien eingeprägt haben.

Feine Eltern sein (ISBN 3-85466-034-0)

Die meisten von uns wissen nicht, worauf sie sich einlassen, wenn sie Eltern werden. Sowohl die Verantwortung als auch der Lohn erweisen sich als viel größer, als wir erahnen. Hier gibt es "Support" für die beträchtliche Herausforderung, liebsorgende, verantwortliche und effektive Eltern zu sein. Der Lohn: Mehr Liebe und Freude, als wir jemals wussten, dass unser Herz sie fassen kann.

Auch Scheidung ist heilbar (035-9)

Aber es erfordert großen Einsatz, denn schließlich bewegt sich diese Erfahrung von Verlust auf so vielen Ebenen einschließlich des Verlustes zutiefst gehegter Träume. In dieser Zeit eine Mitte zu haben ist von äußerster Wichtigkeit - ein Ort, wo Du und Deine Welt noch okay und grundlegend gut sind. An genau diesem Ort findet Heilung und Wachstum statt.

Elfenhellfer.....Geschenke für ein lichtes Leben!

Du bist nicht allein (ISBN 3-85466-036-7)

Einsamkeit sagt uns, dass etwas aus dem Gleichgewicht ist und dass etwas fehlt in unserem Leben. In diesem Buch findest Du sanfte und praktische Vorschläge, die einen Weg der Erleichterung zeigen. Die gute Nachricht: Es gibt ein Leben jenseits von Einsamkeit. Ein paar Momente alleine mit dieser Einsamkeits-"Therapie" und du wirst erkennen, dass Du, wenn Du suchst, auch finden wirst: Du wirst entdecken, dass Du überhaupt nicht alleine bist!

Ruhestand, der glücklich macht (037-5)

Sich auf die neuen Umstände vorbereiten, sich an sie anpassen und das Beste aus ihnen machen: Hier finden sich pro-vokative und praktische Fingerzeige in Sachen, wie man aktiv bleibt, wie man weiter wächst und was man in Zeiten von Stress oder Angst oder Verlust am besten tun kann. Die eigentliche, laute und klare Botschaft ist: Dies ist ein gute Zeit, um Neues zu beginnen.

Die natürlichste Therapie: Natur (038-3)

Natur heilt. Indem sie uns erfreut und inspiriert, indem sie uns nährt und für uns sorgt und uns schlußendlich dazu bringt uns mit ihr zu befassen, macht das Um und Alles der Schöpfung sein therapeutisches Werk an unseren abgespannten, ermüdeten, gebrochenen oder überstressten Personas. Möge dieser Elfenhellfer bewirken, dass wir die Natur mit neuen Augen sehen und ihrer mit erneuertem Herzen gewahr sind. Wir bedürfen der Schönheit so sehr wie des Brotes.

Weitere bald erscheinende Elfenhellfer

Beherztsein im Alltag

An sich selbst glauben

Wahrhafte Weihnachten

Schenke Dich: Dein größtes Geschenk

Heilung dem Helfer

Wenn Dein Herz schwer ist

Bewußt Essen tut gut

Im Leiden Sinn erfahren

Finde Dein Gebet

Als Mann zu seiner Trauer stehn

Mit Schmerzen zurechtkommen

Mit schwierigen Leuten Umgang finden

Göttliches Urvertrauen

Mutter werden

Elfenhellfer für Kids

.....DAMIT ES DEN KINDERN GUT GEHT!

Traurig sein ist okay! *(ISBN 3-85466-039-1)*
Ein Trauer-Begleitbuch für Kinder, die einen Verlust erleben

Wenn Mama und Papa sich trennen *(-040-5)*
Ein Erste-Hilfe-Buch für Kinder

Wütend sein ist okay! *(ISBN 3-85466-041-3)*
Ein Kinderbuch über zornige Gefühle

Anderen mit Achtung begegnen *(-042-1)*
Sei so mutig, Dich zu kümmern, zu teilen und fair zu sein

Folgende weitereTitel erscheinen im Herbst 2006:

Damit die Schule cool bleibt - Ein Kids-Führer zum Handhaben von Schulproblemen; **Ich bin froh über mich** - Ein Kids-Buch über Selbstach-tung; **Wenn Du krank bist oder im Spital** - Heilende Hilfe für Kinder; **Wenn Oma oder Opa stirbt** - Ein Kinderführer zu gutem Trauern;

DIE "WIR-WISSEN-WEITER" KINDERBÜCHER im Kinder-Großformat je 38 Seiten.